GIÁO TRÌNH THẠCH LÝ HỌC
(Kiến Thức Căn Bản Thạch Lý Học)

Bản quyền thuộc về Ts. Ngô Hồ Anh Khôi (Chủ biên) và đồng sự Hầu Lâm Phùng. Xuất bản dưới bút danh Ts. Philippe Ngô và Phùng Lâm. Quyền khai thác (5 năm) thuộc về Viện Triết Học Phát Triển.

Nhà Xuất Bản Nhân Ảnh Xuất Bản 2023
ISBN: 9798868914133

TS. Philippe Ngo (Chủ biên) & Phùng Lâm

GIÁO TRÌNH THẠCH LÝ HỌC
(Kiến Thức Căn Bản Thạch Lý Học)

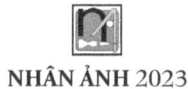

NHÂN ẢNH 2023

"Thứ gì còn tồn tại qua hàng ngàn năm nghĩa là còn giá trị, chúng ta vẫn thường phỉ báng cái mà sau này được tôn vinh, và tôn vinh cái sau này trở thành bị phỉ báng."

- Ts. Philippe Ngo

Nội dung

Lời bạt 7
Lời nói đầu 12

Chương một:
Lịch sử Thạch lý học Error! Bookmark not defined.

Chương hai:
Thuyết hoàng đạo của Thiên chúa giáo 79

Chương ba:
Thuyết luân xa của Ấn Độ Giáo Error! Bookmark not defined.

Chương bốn:
Thuyết sinh thụ của Do Thái Giáo 120

Chương năm:
Thuyết bát hoà của Giả Kim Thuật 144

Chương sáu:
Thuyết quang sắc của Thông Thiên Học Error! Bookmark not defined.

Chương bảy:
Thuyết vi lượng căn của Tam Điểm Hội Error! Bookmark not defined.

Lời dẫn nhập 297

Tài liệu tham khảo 301

Lời bạt

Tôi thường nhìn ngắm bầu trời đêm phản chiếu trong tách trà trong những đêm thanh vắng, để uống trọn dòng ngân lấp lánh. Rồi nghĩ xa xăm về con đường tri thức, phải chăng kẻ theo đuổi tri thức từ xa xưa đã là kẻ một mình đi đêm để bước qua hết tuồng ấm lạnh vinh nhục của nhân gian, chỉ để thấy được ánh sáng những vì sao vẫn còn vương trên vai. Người đời vẫn thường hay định danh điều này là khoa học, điều kia là tâm linh; nhưng một trong những trí thức tầm vóc của thời đại chúng ta là Carl Sagan, đã nhắc lại tinh thần của tri thức cổ xưa: *"The notion that science and spirituality are somehow mutually exclusive does a disservice to both."* Sự phân biệt nhiều lúc khiến con người mắc kẹt, chính sự dung hợp những mặt khác nhau sẽ thúc đẩy con người tìm thấy chân lý giữa cuộc đời. Chính thế, quan điểm *"Khoa học không chỉ tương thích với tâm linh; tự thân nó là nguồn gốc tâm linh sâu sắc"* (*"Science is not only compatible with spirituality; it is a profound source of spirituality"*- Carl Sagan, *The Demon-Haunted World: Science as a Candle in the Dark¹*) như là lời tuyên ngôn về tinh thần khoa học thời hiện đại, củng cố ý tưởng rằng việc khám phá thế giới tự nhiên của chúng ta, bao gồm cả nghiên cứu về khoáng chất và tinh thể, có thể là một nỗ lực tâm linh sâu sắc. Khi chúng ta chiêm ngưỡng sự bao la của vũ trụ và vẻ đẹp phức tạp của cuộc sống, chúng ta tràn ngập cảm giác khiêm nhường trước dòng sông thời gian. Cảm giác ngạc nhiên và tôn kính này chính là một trải nghiệm tâm linh, giống như cảm giác được gợi lên bởi vẻ đẹp của đá quý và pha lê, một cảm giác thân thuộc như đã biết nhau trong buổi đầu sáng thế của vụ nổ lớn. Chúng ta tìm thấy mối liên hệ sâu sắc và rõ ràng giữa trải nghiệm của con người với các khoáng chất, tinh thể và đá quý đã mê hoặc chúng ta trong nhiều thế kỷ. Những hiểu biết sâu sắc của Sagan nhắc nhở chúng ta rằng bản chất của chúng ta gắn liền với các yếu tố của vũ trụ và mối liên hệ này mở rộng đến những viên đá quý đã đóng một vai trò quan trọng trong lịch sử và hành trình tâm linh của chúng ta:"*Nitơ trong DNA của chúng ta, canxi trong răng, sắt trong máu, carbon trong bánh táo của chúng ta được tạo ra bên trong các ngôi sao đang sụp*

---

[1] *"Science is not only compatible with spirituality; it is a profound source of spirituality. When we recognize our place in an immensity of light-years and in the passage of ages, when we grasp the intricacy, beauty, and subtlety of life, then that soaring feeling, that sense of elation and humility combined, is surely spiritual. So are our emotions in the presence of great art or music or literature, or acts of exemplary selfless courage such as those of Mohandas Gandhi or Martin Luther King, Jr. The notion that science and spirituality are somehow mutually exclusive does a disservice to both."* Carl Sagan, The Demon-Haunted World: Science as a Candle in the Dark

Lời nói đầu

đổ. Con người được tạo ra từ chất liệu của các sao." ("The nitrogen in our DNA, the calcium in our teeth, the iron in our blood, the carbon in our apple pies were made in the interiors of collapsing stars. We are made of starstuff." —Carl Sagan, Cosmos). Những lời này trong cuốn "Vũ trụ" của Sagan chia sẻ sự hiểu biết rằng chính các nguyên tử cấu tạo nên cơ thể chúng ta đều có nguồn gốc từ các sự kiện kiến tạo của vũ trụ. Theo đúng nghĩa đen, chúng ta được tạo ra từ những vật liệu nguyên tố giống như chính các vì sao. Nhận thức này tạo thành cầu nối giữa thiên thể và mặt đất, kết nối chúng ta với các khoáng chất và đá quý được tìm thấy trên Trái đất. Chính vì thế, khi cầm trong tay bản thảo của cuốn sách này, lòng tôi đã rộn ràng như ngày thơ khi lần đầu đọc cuốn Vật lý vui của Yakov Isidorovich Perelman, bởi tinh thần của cuốn sách như là một nỗ vượt du hành ngược thời gian để kết nối trí tuệ xa xưa của tiền nhân.

Từ buổi bình minh của nền văn minh, con người đã bị thu hút bởi vẻ đẹp rạng ngời và năng lượng của đá quý và khoáng thạch. Những viên đá quý này, dù được hình thành sâu bên trong Trái đất hay đến từ bầu trời, đã được tôn sùng vì những đặc tính độc đáo và ý nghĩa siêu hình của chúng. Người xưa đã tô điểm cho vương miện của các vị vua, tô điểm cho bàn thờ của các ngôi đền, để tìm đường vào trái tim và ngôi nhà của Thánh Thần. Những nền văn minh cổ đại như Ai Cập và Lưỡng Hà từ xa xưa đã tin vào khả năng chữa bệnh và đặc tính tâm linh của các loại khoáng vật, đá quý, tinh thể cho đến những người đam mê đương đại, niềm yêu thích này là nguồn suối tâm linh tuôn chảy không dứt, việc sử dụng đá quý và khoáng chất trong nghệ thuật và trị liệu đã hình thành nên một phần văn hoá của nhân loại. Cuốn sách về chủ đề Thạch lý trị liệu mà bạn đang cầm trên tay, với phần đầu mang đến những thảo luận ngắn gọn về tư tưởng con người với khoáng thạch qua các tác phẩm lớn, phần quan trọng nhưng hầu hết các sách về khoáng thạch hiện đại hiếm khi đề cập đến. Lịch sử của nhân loại sẽ được kể từ một góc độ khác, góc độ của đá quý và khoáng thạch. Đây sẽ là hành trình hấp dẫn du hành ngược thời gian vào lĩnh vực chữa bệnh bằng tinh thể và trị liệu bằng khoáng chất trải dài biên niên sử của nền văn minh nhân loại.

Mặt khác, cuốn sách này không chỉ đơn thuần là một bản tóm tắt kiến thức; đó là lời mời bắt tay vào cuộc phiêu lưu cá nhân để khám phá những yếu tố bản thân và khơi gợi tìm kiếm hạnh phúc. Cho dù bạn là người mới hay một người có kinh nghiệm, trí tuệ chứa đựng trong những trang này sẽ truyền cảm hứng cho bạn khám phá khả năng chữa bệnh của tinh thể và tích hợp sức mạnh của chúng vào cuộc sống của bạn. Khi lật những trang này và đi sâu vào thế giới khoáng thạch, bạn có thể tìm thấy sự giác ngộ riêng, sức mạnh và mối liên hệ sâu sắc hơn với những nguồn năng lượng sâu sắc tồn tại trong những kho báu tinh tế nhất của Trái đất. Đi từ những thuyết Hoàng đạo cho đến thuyết Luân Xa, hay từ thuyết Giả Kim đến thuyết Thông

Thiên học; chúng ta sẽ có dịp diện kiến những tiền nhân, được nghe họ chia sẻ quan niệm của mình. Từ đó, chính bạn sẽ tìm được con đường đá quý của riêng mình.

Cho dù bạn đang tìm kiếm sự chữa lành về thể chất, cân bằng cảm xúc hay phát triển tinh thần, trí tuệ chứa đựng trong những trang này sẽ mang đến con đường dẫn đến hạnh phúc toàn diện. Cuốn sách này sẽ cung cấp một nguồn tài nguyên quý giá cho bất kỳ ai muốn tìm hiểu, ứng dụng và kết hợp khả năng chữa bệnh của khoáng chất và đá quý vào công việc cuộc sống của chính mình.

Ts. Nguyễn Huỳnh Thanh
Viện trưởng Viện Triết Học Phát Triển.

Lời nói đầu

Thạch lý học là một thuật ngữ đến từ tiếng Pháp, được dùng để chỉ việc sử dụng các loại đá, tinh thể, khoáng chất để điều trị các vấn đề sức khỏe. Thuật ngữ này cũng được biết đến với tên gọi "*điều trị bằng đá*". Với sự phát triển của các phương pháp điều trị bằng đá trong những năm gần đây, Thạch lý học đã trở thành một chủ đề nóng bỏng và thu hút sự quan tâm của rất nhiều người. Thạch lý học là một phương pháp điều trị đơn giản và tự nhiên, được sử dụng từ hàng nghìn năm trước đây. Nó có nguồn gốc từ triết lý tâm linh và các nghi lễ của các dân tộc cổ đại trên toàn thế giới. Theo quan niệm này, mỗi loại đá có một tác dụng khác nhau trên cơ thể và tâm trí con người. Các loại đá này được cho là có khả năng cân bằng năng lượng của cơ thể, loại bỏ năng lượng tiêu cực và giúp cải thiện tình trạng sức khỏe.

Thạch Lý Học, hoặc Thạch Lý Trị Liệu, dịch từ chữ Lithotherapy, nguồn gốc từ tiếng Hi Lạp cổ. Lithotherapy phân thành Litho đến từ chữ 'λίθος' [lithos] có nghĩa là đá, therapy đến từ chữ 'θεραπεύω' [thɛrapɛuwɔ] tức là chữa trị, lithotherapy tức là chữa trị bệnh bằng liệu pháp đá. Lithotherapy là một môn giả-khoa học, nó xuất phát từ nền lý luận huyền học và thần bí học. Mặc dù có nhiều chứng minh về hiệu lực cũng như khả năng của nó, đã được ứng dụng từ lâu trong y học cổ truyền lẫn y học hiện đại, nhưng nó vẫn bị bao quanh bởi bức màn bí mật của những điều thần kỳ.

Việc sử dụng đá trong trang sức chữa lành đã có mặt trong nhiều nền văn hóa khác nhau trên thế giới. Từ các dân tộc cổ đại của châu Phi đến các văn hóa Ấn Độ, Trung Quốc và Nhật Bản, đá đã được coi là một nguồn năng lượng có thể giúp cân bằng và điều hòa cơ thể và tinh thần.

Về mặt lịch sử, trang sức từ đá đã được sử dụng từ hàng ngàn năm trước đây. Trong nền văn hóa Ai Cập cổ đại, người ta tin rằng đá thạch anh có khả năng giúp người sử dụng trở nên trẻ trung và mãn đức. Người Hy Lạp cổ đại cũng sử dụng đá thạch anh để làm trang sức và coi nó là một biểu tượng của sự thông minh. Trong truyền thuyết Norse, đá ngọc lam có khả năng bảo vệ chủ nhân của nó khỏi những nguy hiểm không mong muốn.

Ở châu Á, đá cũng được coi là một phần không thể thiếu trong các trang phục truyền thống và nghi lễ tôn giáo. Ở Ấn Độ, các đá quý được sử dụng trong các nghi lễ tôn giáo và các nghi thức cầu nguyện. Ở Trung Quốc, người ta tin rằng đá có khả năng tạo ra sự cân bằng năng lượng trong cơ thể và giúp cải thiện tâm trạng. Trong nền văn hóa Nhật Bản, đá được sử dụng trong các trang phục truyền thống và cũng được coi là biểu tượng của sự may mắn và thành công.

Hiện nay, trang sức chữa lành từ đá đang trở thành

một trào lưu thời trang phổ biến, được nhiều người quan tâm và ưa chuộng. Các nhà thiết kế trang sức đang sử dụng các loại đá khác nhau để tạo ra những món đồ thời trang sang trọng và độc đáo. Ngoài ra, nhiều người cũng sử dụng trang sức từ đá như một phương pháp chữa lành tự nhiên, giúp cải thiện tình trạng sức khỏe và tinh thần của mình.

Phong trào sử dụng đá để trị liệu có lịch sử lâu đời và xuất hiện ở nhiều nền văn hóa khác nhau trên thế giới. Tuy nhiên, phong trào này đã trở nên phổ biến hơn trong thế kỷ 21.

Trước đây, việc sử dụng đá trong trị liệu thường được liên kết với các phương pháp trị liệu đông y và các phương pháp truyền thống khác. Tuy nhiên, trong những năm gần đây, phong trào này đã trở nên phổ biến hơn và được nhiều người biết đến nhờ vào các cuốn sách và trang web chuyên về trị liệu từ đá, cũng như các trung tâm trị liệu chuyên nghiệp và các cửa hàng trang sức chữa lành.

Việc sử dụng đá để trị liệu đã thu hút được sự quan tâm của nhiều người vì nó là một phương pháp tự nhiên và không có tác dụng phụ. Ngoài ra, các đá được sử dụng trong trị liệu cũng có thể có tác dụng hữu ích trong việc cân bằng năng lượng trong cơ thể và giúp cải thiện tình trạng sức khỏe và tinh thần của người sử dụng.

Hiện nay, các phương pháp trị liệu từ đá như massage từ đá nóng, đá lạnh và các liệu pháp áp dụng đá khác đang được áp dụng trong các trung tâm spa và trung tâm trị liệu trên toàn thế giới. Ngoài ra, trang sức

Lời nói đầu

chữa lành từ đá cũng đang trở thành một xu hướng thịnh hành trong thị trường trang sức hiện nay.

Tóm lại, phong trào sử dụng đá để trị liệu đã tồn tại trong nhiều thế kỷ và đang trở nên phổ biến hơn trong thời đại hiện đại. Đây là một phương pháp trị liệu tự nhiên và không có tác dụng phụ, giúp cải thiện tình trạng sức khỏe và tinh thần của người sử dụng.

Việc sử dụng đá trong các nghi lễ của các tôn giáo đã tồn tại từ rất lâu đời và được coi là một phần quan trọng của các nghi lễ này. Dưới đây là một số ví dụ về việc sử dụng đá trong các nghi lễ của các tôn giáo khác nhau trên thế giới. Trong Thiên chúa giáo, đá thường được sử dụng để xây dựng các nhà thờ và các cung điện của giám mục. Ngoài ra, trong nhiều nghi lễ Thiên chúa giáo, các viên đá cũng được sử dụng để đặt trên bàn thờ hoặc đặt trên đầu các tín đồ khi họ cầu nguyện. Trong Phật giáo, đá được sử dụng để tượng trưng cho sự vững chắc và bền vững của tâm linh. Nhiều ngôi chùa Phật giáo được xây dựng từ đá và các tượng Phật cũng thường được chạm khắc từ đá. Trong nghi lễ, các viên đá cũng được sử dụng để đặt trên bàn thờ hoặc đặt trên đầu của các tín đồ khi họ cầu nguyện. Trong Đạo Hindu, đá được sử dụng để tạo ra các bức tượng của các vị thần và vị thánh. Các ngôi đền Hindu thường được xây dựng từ đá, và trong nghi lễ, các viên đá cũng được sử dụng để đặt trên bàn thờ hoặc đặt trên đầu của các tín đồ khi họ cầu nguyện. Trong Đạo Hồi giáo, đá được sử dụng để xây dựng các đền thờ và các lăng mộ của các vị thánh và vua chúa. Ngoài ra, các viên đá cũng được sử dụng trong các nghi lễ để đặt trên bàn thờ hoặc đặt trên đầu của các tín đồ khi họ cầu nguyện. Như vậy, việc sử dụng đá trong các nghi lễ của các tôn giáo là rất phổ biến và có ý nghĩa sâu sắc với các tín đồ. Đá được coi là một biểu tượng của sự vững chắc, bền vững và cũng có thể mang lại sự bình an và thanh thản cho người sử dụng.

Trong các nền văn hóa khác nhau trên thế giới, khoáng thạch có ý nghĩa và giá trị khác nhau, được sử dụng để tạo ra các vật dụng quý giá, trang sức, và còn được coi là biểu tượng của quyền lực, sức mạnh và sự giàu có. Sau đây là một số ví dụ về việc sử dụng khoáng thạch trong văn hoá thế giới. Trong văn hoá Ai Cập cổ đại, khoáng thạch được sử dụng để tạo ra các vật dụng và trang sức quý giá cho các vị pharaoh và quý tộc. Các viên đá quý này cũng được sử dụng để trang trí các đồ vật thờ cúng và các tượng thần. Trong văn hoá Hy Lạp cổ đại, khoáng thạch được sử dụng để tạo ra các vật dụng và trang sức quý giá cho các vị hoàng đế, nhà vua và quý tộc. Các viên đá quý này cũng được sử dụng để trang trí các đồ vật thờ cúng và các tượng thần. Trong văn hoá La Mã cổ đại, khoáng thạch được sử dụng để tạo ra các vật dụng và trang sức quý giá cho các vị hoàng đế, nhà vua và quý tộc. Các viên đá quý này cũng được sử dụng để trang trí các đồ vật thờ cúng và các tượng thần. Trong văn hoá Trung Hoa, khoáng thạch được sử dụng để tạo ra các vật dụng quý giá và trang sức. Các viên đá quý này cũng được sử dụng trong nghệ thuật, chẳng hạn như chạm khắc tượng và các bức tranh đá. Trong văn hoá Ấn Độ, khoáng thạch được sử dụng để tạo ra các vật dụng quý giá và trang

Lời nói đầu

sức. Các viên đá quý này cũng được sử dụng trong nghệ thuật, chẳng hạn như chạm khắc tượng và các bức tranh đá. Trong thời Trung Cổ, khoáng được sử dụng trong các trang sức và vật dụng quý giá. Các viên đá quý được sử dụng để tạo ra các vương miện, nhẫn, dây chuyền và vòng tay. Ngoài ra, trong thời kỳ Trung Cổ, khoáng thạch cũng được sử dụng trong y học để trị liệu. Khoáng thạch đã được sử dụng trong nghệ thuật và kiến trúc từ hàng ngàn năm trước đây cho đến thời kỳ hiện đại. Nhiều tòa nhà nổi tiếng trên thế giới được làm từ đá tự nhiên, chẳng hạn như Đền Parthenon ở Athens, Hy Lạp, tòa nhà Empire State ở New York, Mỹ và Tòa nhà Hoàng gia Albert Hall ở Luân Đôn, Anh. Ngoài ra, các nghệ sĩ đã sử dụng khoáng thạch để tạo ra các tác phẩm nghệ thuật như tượng, tranh vẽ và đồ trang trí. Trong văn hoá của nhiều quốc gia khác trên thế giới, khoáng thạch cũng được sử dụng để tạo ra các vật dụng quý giá, trang sức và các tác phẩm nghệ thuật. Chẳng hạn, trong văn hoá của Nhật Bản, các viên đá quý được sử dụng để tạo ra các bức tranh đá và các tác phẩm nghệ thuật khác. Trong văn hoá của Maori, một dân tộc của New Zealand, các viên đá quý được sử dụng để tạo ra các vật dụng và trang sức quý giá. Tóm lại, khoáng thạch là một phần không thể thiếu của văn hoá thế giới từ hàng ngàn năm qua. Khoáng thạch không chỉ có giá trị về mặt thẩm mỹ, mà còn có ý nghĩa về mặt tâm linh, truyền thống và lịch sử. Khoáng thạch cũng đã được sử dụng trong y học và các lĩnh vực khác để trị liệu và hỗ trợ sức khỏe.

Cuốn sách không có tham vọng đánh giá hiệu quả của từng loại đá, và càng không đủ minh chứng để chứng minh hiệu lực nào đó. Cuốn sách là sự tổng hợp, ghi chép những gì đang diễn ra ở ngoài kia, để người đọc tiện đường tra cứu và tham khảo. Phần còn lại, đánh giá hiệu quả của nó, xin để người đọc tự thực hiện lấy. Phần miễn phí trên mạng chỉ bao gồm các ý chính của 4 thuyết cơ bản, phần còn lại sẽ bổ sung trong sách in (gồm tham khảo các cổ thư, giả kim và các nguyên lý huyền thuật khác...).

Chương một:

LỊCH SỬ THẠCH LÝ HỌC

Thạch lý học là một phương pháp trị liệu bằng đá quý và khoáng thạch có nguồn gốc từ các nền văn hóa cổ đại trên toàn thế giới. Hình thức trị liệu này đã được sử dụng từ hàng ngàn năm trước đây với mục đích điều trị và cân bằng tâm trí và cơ thể.

THỜI KỲ CỔ ĐẠI (TỪ SƠ SỬ ĐẾN THẾ KỶ 5)

Trong thời kỳ cổ đại, Thạch lý học đã được khai mở từ rất sớm. Thạch lý học có thể được truy vấn đến từ thời Ai Cập cổ đại. Những người Ai Cập cổ đại tin rằng các viên đá quý có khả năng bảo vệ và chữa lành. Họ sử dụng các viên đá quý để làm các vật dụng cúng tế và trang sức, và tin rằng các viên đá quý này có thể giúp cân bằng năng lượng trong cơ thể. Thạch lý học cũng có thể được truy vấn đến từ thời kỳ Vệ Đà ở Ấn Độ cổ đại. Các tài liệu truyền thống của Ấn Độ đề cập đến việc sử dụng các khoáng thạch và đá quý để trị liệu và cân bằng cơ thể và tâm trí. Tuy nhiên, đặc điểm thời kỳ này là sự sử dụng các loại đá đều được ghi lại trên truyền miệng, và không có hệ thống lý thuyết nào cho việc sử dụng chúng cho trị liệu. Các truyền thống Trung Hoa cũng nói đến tác dụng của đá và đá quý trong những ghi ghép cổ đại, được gáng cho những nhân vật huyền thoại như Thần Nông (Shen Nong, 神农). Bên dưới đây là một số tác phẩm chính yếu thời kỳ này (các tác phẩm thuộc văn hoá Phương Đông sẽ được đưa vào mục riêng).

"Natural History" của Pliny the Elder (23 - 79 AD)

"Natural History" của Pliny the Elder là tác phẩm danh tiếng đầu tiên về chữa trị bằng đá. Pliny the Elder là một nhà khoa học và tác giả người La Mã sống vào thế kỷ đầu tiên sau Công nguyên. Ông được biết đến với tác phẩm Naturalis Historia (hay còn gọi là Natural History), là một tập hợp các kiến thức khoa học và tự nhiên được biết đến lớn nhất của thế giới cổ đại, bao gồm cả các bài viết về đá và sự sử dụng của chúng trong việc chữa trị bệnh. Trong tác phẩm Natural History, Pliny the Elder đã đề cập đến việc sử dụng đá như là một cách chữa trị bệnh trong y học cổ đại. Trong cuốn sách "Natural History" của Pliny the Elder, ông đã viết khá nhiều về khoáng thạch và đá quý. Ông miêu tả những loại đá khác nhau và cách chúng được khai thác, sử dụng trong xây dựng, nghệ thuật và cả trong y học. Về đá quý, Pliny ghi rằng chúng được sử dụng trong nhiều mục đích khác nhau, bao gồm trang sức, đồ trang trí và cả trong y học. Ông cho rằng một số loại đá quý có tính chất chữa bệnh và có thể sử dụng để chữa trị nhiều loại bệnh khác nhau.

"De Materia Medica" của Pedanius Dioscorides (c. 40 - 90 AD)

"De Materia Medica" là một tác phẩm về thảo dược và dược liệu được viết bởi nhà nghiên cứu và dược sĩ La Mã Pedanius Dioscorides vào khoảng giữa thế kỷ đầu tiên sau Công nguyên. Tác phẩm này là một trong những nguồn tài liệu quan trọng nhất về thảo dược và dược liệu của thời kỳ cổ đại và được sử dụng rộng rãi trong nhiều thế kỷ sau đó. Trong tác phẩm "De Materia Medica", Dioscorides đã đề cập đến sự sử dụng của các loại đá khác nhau để chữa bệnh. Ông đã miêu tả cách các loại đá tác động lên cơ thể con người cũng như tạo ra những hiệu ứng cho thân thể và tâm trí, như những lời khuyên cho việc dùng chúng. Tuy nhiên, trong tác phẩm của mình, Dioscorides không chỉ đưa ra các lời khuyên về cách sử dụng đá để có lợi, mà ông cũng cảnh báo về những tác hại có thể gây ra nếu sử dụng đá không đúng cách. Ông khuyến cáo rằng, trước khi sử dụng bất kỳ loại đá nào, người dùng cần phải biết rõ về tính chất của nó và cách sử dụng đúng cách. Tác phẩm "De Materia Medica" của Dioscorides là một trong những tài liệu cổ đại quan trọng nhất về thảo dược và dược liệu và cũng là một trong những nguồn tài liệu đầu tiên về việc sử dụng đá để chữa bệnh.

"Theophrastus' On Stones" của Theophrastus (c. 371 - c. 287 BC)

"Theophrastus' On Stones" là một tác phẩm được viết bởi Theophrastus, một nhà khoa học, triết gia và nhà thực vật học người Hy Lạp, được cho là người tiếp nối của Aristotle và là một trong những nhân vật quan trọng nhất của triết học Aristotelian. Cuốn sách "On Stones" được viết vào thế kỷ thứ 3 trước Công nguyên và nói về các loại đá và việc sử dụng chúng trong cuộc sống hàng ngày và y học. Trong cuốn sách này, Theophrastus mô tả các đặc tính của các loại đá khác nhau và cách sử dụng chúng trong việc chữa bệnh. Ông ghi nhận rằng nhiều loại đá có khả năng chữa bệnh, ông cũng nghiên cứu tác dụng của các loại đá khác nhau trên cơ thể con người và cho rằng chúng có thể ảnh hưởng đến sự cân bằng của các nguyên tố trong cơ thể. Trong cuốn sách "On Stones" của Theophrastus, ông đã viết nhiều về tác động của đá và đá quý lên cơ thể và tâm trí con người. Theophrastus cũng nhận thấy rằng tác động của đá và đá quý đối với cơ thể và tâm trí con người phụ thuộc vào mỗi người. Ông cảnh báo rằng sử dụng quá nhiều đá quý có thể gây ra những tác dụng phụ không mong muốn, ví dụ như lo lắng hoặc chóng mặt. Theophrastus cũng nói về tác động của đá và đá quý lên tâm linh. Theo ông, một số loại đá quý có tác dụng giúp cải thiện tinh thần và mang lại may mắn cho người sử dụng, ví dụ như đá turquoise và đá garnet. Tuy nhiên, ông là người đầu tiên bác bỏ tính chất ma thuật hay thần linh của đá, ông cảnh báo rằng việc sử dụng đá quý để tìm kiếm may mắn hay bảo vệ khỏi tai ương là một quan niệm sai lầm. Tóm lại, Theophrastus viết về tác động của đá và đá quý lên cơ thể và tâm trí con người, và cảnh báo về những tác dụng phụ có thể xảy ra khi sử dụng quá nhiều đá quý. Ngoài ra, ông cũng nhận thấy tác động của đá và đá quý đối với tâm linh của con người. "Theophrastus' On Stones" được coi là một trong những tác phẩm đầu tiên về khoa học đá quý và là một tài liệu quan trọng về lịch sử của lithotherapy. Cuốn sách của Theophrastus cũng đã có tác động lớn đến các nhà khoa học sau này, bao gồm cả Pliny the Elder và Avicenna, trong việc nghiên cứu tác dụng của đá trên sức khỏe và cách sử dụng chúng trong y học.

Tóm lại, nhìn chung vào thời kỳ này, người ta đã nhận ra tác động của đá và đá quý lên cơ thể và tâm trí của con người, đã biết tuyển lọc lại những nguồn truyền miệng, nhận định và chọn lọc những tinh tuý trong những kiến thức cổ xưa đó và đưa nó lên sách để lưu truyền. Đồng thời, họ cũng bắt đầu bác bỏ những lời đồn có tính chất tâm linh u mê trong những kiến thức về tác động của đá và đá quý lên đời sống con người. Tuy nhiên, thời kỳ này, các kiến thức vẫn còn sơ khai, chủ yếu là nhận định chủ quan của tác giả cổ đại.

THỜI KỲ TRUNG CỔ (THẾ KỶ 5 ĐẾN THẾ KỶ 15)

Trong thời kỳ Trung cổ (khoảng từ thế kỷ 5 đến thế kỷ 15), Thạch lý học được phát triển đến mức độ mới, việc áp dụng vào y học đã trở nên phổ biến. Trong thời Trung Cổ, các bác sĩ và nhà nghiên cứu y học sử dụng các khoáng thạch và đá quý để điều trị các bệnh lý và cân bằng sức khỏe. Các tài liệu y học từ thời kỳ này cũng đề cập đến việc sử dụng các khoáng thạch và đá quý trong y học để cải thiện tình trạng bệnh lý và sức khỏe. Các loại đá và khoáng thạch đã được sử dụng rộng rãi trong lĩnh vực y học và trị liệu. Những nhà y học và các thầy lang đã sử dụng chúng để chữa bệnh và cải thiện sức khỏe của con người. Theo một số tài liệu lịch sử, trị liệu bằng đá và khoáng thạch đã được sử dụng ở nhiều nơi trên thế giới, bao gồm Trung Quốc, Ai Cập, Hy Lạp và Ấn Độ. Ví dụ, trong y học cổ đại Trung

Quốc, các bác sĩ đã sử dụng các loại đá và khoáng thạch để điều trị bệnh. Các phương pháp trị liệu bao gồm sử dụng đá nóng và lạnh để giúp cân bằng năng lượng trong cơ thể con người. Trong thời kỳ Trung cổ, các nhà y học châu Âu cũng đã sử dụng các loại đá và khoáng thạch trong lĩnh vực y học. Các loại đá và khoáng thạch được sử dụng để chữa bệnh và cải thiện sức khỏe của con người, và được cho là có khả năng cân bằng năng lượng và tinh thần trong cơ thể. Ví dụ, đá Amethyst được sử dụng để chữa bệnh tâm lý và tăng cường trí nhớ, trong khi đá Hematite được sử dụng để giúp cân bằng năng lượng trong cơ thể. Ngoài y học, các loại đá và khoáng thạch cũng được sử dụng trong các nghi lễ tôn giáo và tín ngưỡng của nhiều dân tộc trên thế giới. Ví dụ, các đá quý được coi là biểu tượng của quyền lực và sự giàu có trong các xã hội phương Tây, trong khi các loại đá và khoáng thạch khác được sử dụng trong các nghi lễ tôn giáo của các dân tộc khác nhau. Trong thế kỷ thứ 10, các thầy tu và tu sĩ ở châu Âu đã sử dụng các loại đá quý để chữa lành và cân bằng cơ thể và tâm trí. Đá quý được coi là mang trong mình năng lượng và tính chất bất biến, vì vậy được cho là có khả năng hấp thụ và thải ra năng lượng trong cơ thể con người. Các tôn giáo và triết lý phương Tây và phương Đông cũng đã sử dụng đá quý trong các nghi lễ tôn giáo và tín ngưỡng. Theo một số tài liệu cổ, các thầy tu trong châu Âu đã sử dụng đá để chữa bệnh và cải thiện tình trạng sức khỏe từ những thế kỷ trước đó. Ví dụ, thầy tu Saint Hildegard von Bingen (1098-1179) đã sử dụng các loại đá quý để chữa trị các bệnh lý khác nhau trong thời kỳ trung cổ. Đặc biệt trong thời kỳ này là sự đóng góp rất lớn của các nhà y học Ả-rập cũng là thời kỳ khoa học Ả-rập đạt được thành tựu rực rỡ trước khi suy thoái và biến mất trước tác động của Hồi giáo cực đoan sau giai đoạn này. Ngoài ra, các triết gia và nhà tôn giáo của phương Đông cũng đã sử dụng các loại đá quý để cân bằng năng lượng và tâm trí. Ví dụ, trong thế kỷ 10, triết gia Nhật Bản Ono no Takamura đã sử dụng đá để cân bằng cơ thể và tinh thần. Bên dưới đây là các tác phẩm chính yếu thời kỳ này (các tác phẩm thuộc văn hoá Phương Đông sẽ được đưa vào mục riêng).

"The Book of Stones" của Abu Ma'shar al-Balkhi (787 - 886 AD)

"The Book of Stones" là một tác phẩm của nhà văn và nhà chiêm tinh học người Ba Tư Abu Ma'shar al-Balkhi (787 - 886 AD), còn được biết đến với tên gọi "Albumasar". Tác phẩm này được viết bằng tiếng Ả Rập và là một trong những tài liệu quan trọng nhất về chiêm tinh học và nghiên cứu về đá quý của thời Trung cổ. Trong "The Book of Stones", Abu Ma'shar al-Balkhi trình bày về các tính chất và công dụng của các loại đá quý khác nhau, cũng như cách sử dụng chúng để chữa trị bệnh tật. Ông cho rằng các loại đá quý có khả năng phát tán năng lượng và ảnh hưởng đến sức khỏe và tinh thần của con người. Theo Abu Ma'shar al-Balkhi, các loại đá quý khác nhau có tính chất và ảnh hưởng khác nhau đến cơ thể và tinh thần của con người. Chẳng hạn, ông cho rằng đá thạch anh có khả năng làm dịu cơn đau đầu và đau bụng, đá ruby có tác dụng làm giảm stress và tăng cường năng lượng, và đá sapphire có khả năng giúp tinh thần sảng khoái và tăng cường sự tập trung. Ngoài ra, Abu Ma'shar al-Balkhi cũng nói về cách sử dụng đá quý để chữa trị bệnh tật, bao gồm đặt đá lên vùng bị đau, nhét đá vào nước uống để tăng cường sức khỏe, và đặt đá trên thân thể để giúp thư giãn và làm dịu tâm trạng. "The Book of Stones" là một trong những tài liệu quan trọng nhất về nghiên cứu đá quý và chữa trị bằng đá trong lịch sử, và vẫn được sử dụng và tham khảo đến ngày nay.

"The Treatise on the Properties of Stones" của Abu Yusuf Yaqub ibn Ishaq al-Kindi (801 - 873 AD)

"The Treatise on the Properties of Stones" là một tác phẩm của nhà triết học và nhà khoa học Hồi giáo người Arab là Abu Yusuf Yaqub ibn Ishaq al-Kindi, được viết vào thế kỷ thứ 9. Tác phẩm này nghiên cứu về các tính chất và ứng dụng của các loại đá quý và khoáng vật khác nhau. Trong tác phẩm này, al-Kindi đưa ra các đặc điểm về cấu trúc và tính chất của các loại đá quý và khoáng vật, ví dụ như độ cứng, màu sắc, độ trong suốt và độ dẫn điện. Ông cũng trình bày các ứng dụng của các loại đá này trong các lĩnh vực như y học, đồ trang sức, và thủ công nghiệp sản xuất sơn và thuốc nhuộm. Tác phẩm này không chỉ đóng góp vào lĩnh vực khoa học mà còn là một tài liệu lịch sử quý giá về khoa học và triết học Hồi giáo. Al-Kindi được coi là một trong những nhà khoa học Hồi giáo đầu tiên và đã có những đóng góp quan trọng cho phương Tây trong lĩnh vực khoa học và triết học. Tác phẩm "The Treatise on the Properties of Stones" của ông là một ví dụ điển hình cho sự đóng góp của các nhà khoa học Hồi giáo vào lĩnh vực khoa học và triết học.

"The Book of Stones" của Al-Biruni (973 - 1048 AD)

"The Book of Stones" của Al-Biruni là một tác phẩm khoa học đáng chú ý trong lịch sử về sử dụng đá để chữa trị bệnh. Al-Biruni là một nhà khoa học Hồi giáo nổi tiếng thời Trung cổ, được coi là một trong những nhà khoa học lớn nhất của thế giới Hồi giáo. Trong "The Book of Stones", ông mô tả chi tiết về các loại đá khác nhau và cách chúng có thể được sử dụng để điều trị các bệnh lý khác nhau. Al-Biruni cho rằng mỗi loại đá có tính chất và tác dụng khác nhau, và chúng có thể được sử dụng để chữa trị bệnh hoặc bảo vệ sức khỏe. Ví dụ, ông cho rằng đá ruby có thể giúp cải thiện tình trạng tim mạch và gan, đá sapphire có thể giúp điều trị các vấn đề liên quan đến đường tiết niệu, và đá topaz có thể giúp giảm đau nhức và mệt mỏi. Ngoài ra, Al-Biruni cũng đề cập đến cách sử dụng đá trong các phương pháp trị liệu như xoa bóp, áp lực và sưởi ấm. Ông cho rằng những phương pháp này có thể giúp kích thích tuần hoàn máu, giảm đau và tăng cường sức khỏe tổng thể.

"Lapidarium" và "De Virtutibus Lapidum" của Marbode of Rennes (1035 - 1123 AD)

Lapidarium" là một tác phẩm văn học của Marbode of Rennes, một giám mục người Pháp và một nhà thơ, nhà viết luận văn và triết gia sống vào thế kỷ thứ 11 và đầu thế kỷ thứ 12. Tác phẩm này được viết bằng thơ, với mỗi câu thơ miêu tả một loại đá và những tính chất đặc biệt của nó. Trong "Lapidarium", Marbode of Rennes đã mô tả cách sử dụng đá để điều trị các bệnh khác nhau. Tác giả đã liệt kê các loại đá khác nhau và đề cập đến tính chất của chúng trong việc chữa bệnh. Theo tác giả, mỗi loại đá có tính chất đặc biệt và có thể được sử dụng để điều trị một loạt các bệnh khác nhau. Ví dụ, Marbode of Rennes cho biết rằng đá ngọc trai có thể giúp giảm đau đầu và lo lắng, đá onyx có tính năng hỗ trợ hệ thống miễn dịch và đá amethyst có thể giúp giảm đau nhức và lo lắng. Tuy nhiên, các phương pháp chữa trị bằng đá trong "Lapidarium" không được phổ biến trong cộng đồng y tế. Thay vào đó, chúng được xem là phương pháp chữa bệnh siêu nhiên và vẫn được sử dụng bởi một số người cho đến ngày nay.

"De Virtutibus Lapidum" là một tác phẩm khác được viết bởi Marbode of Rennes vào khoảng giữa thế kỷ thứ 11 và thế kỷ thứ 12. Tác phẩm này là một trong những tác phẩm chủ đề đá quý và khoáng vật sớm nhất được biết đến và được coi là một tài liệu quý giá về lĩnh vực khoáng vật học và địa chất học. Trong tác phẩm này, Marbode of Rennes mô tả các đặc tính của nhiều loại đá quý và khoáng vật khác nhau. Ông cũng đưa ra một số thông tin về các thuộc tính tâm linh và y học của các loại đá này. Ví dụ, ông ghi lại rằng Sapphire có khả năng giữ cho chủ nhân của nó bình tĩnh và bảo vệ chống lại các bệnh tật. Tác phẩm này không chỉ là một tài liệu quý giá về khoáng vật học, mà còn là một tài liệu lịch sử quý giá về tư tưởng, tôn giáo và khoa học của thời kỳ Trung Cổ. Nó được xem là một trong những tác phẩm trân quý nhất của thời kỳ Trung Cổ về địa chất và khoáng vật học.

Các tác phẩm của Abu al-Qasim al-Zahrawi (936 - 1013)

Abu al-Qasim al-Zahrawi (936 - 1013), được biết đến với tên Latin là Abulcasis, là một bác sĩ, nhà phẫu thuật và nhà y học người Ả Rập. Ông được coi là một trong những nhân vật quan trọng nhất trong lịch sử y học phương Đông. "Kitab al-Tasrif" là một tác phẩm y học của ông được viết vào thế kỷ 10. Tác phẩm này bao gồm 30 cuốn sách và là một trong những tác phẩm y học quan trọng nhất trong lịch sử y học Hồi giáo. "Kitab al-Tasrif" nói về nhiều chủ đề y học khác nhau, bao gồm phẫu thuật, vật lý trị liệu, nhi khoa, sản khoa và các bệnh lý khác. Tác phẩm này cũng chứa thông tin về các loại đá và khoáng vật được sử dụng trong y học. Trong tác phẩm này, al-Zahrawi đề cập đến việc sử dụng đá lửa và đá thạch anh để trị bệnh. Ông tin rằng đá lửa có tính năng giảm đau và có thể được sử dụng để trị các vấn đề về cơ xương khớp, trong khi đá thạch anh có thể được sử dụng để trị các bệnh lý về đường tiết niệu và tuyến tiền liệt. Ngoài ra, trong tác phẩm "Al-Tasrif li-man ajaza 'an al-ta'lif" (Tạm dịch: Những điều cần biết để sáng tạo), al-Zahrawi cũng đề cập đến việc sử dụng đá Onyx (đá mắt hổ) để trị các bệnh lý về gan và thận.

Các tác phẩm của Avicenna, hay Ibn Sina (980-1037)

Avicenna là một nhà y học, triết gia, nhà văn, và nhà khoa học nổi tiếng trong lịch sử của thế giới Hồi giáo. Ông được coi là một trong những nhân vật quan trọng nhất trong lịch sử y học phương Đông và cả thế giới. Các tác phẩm của Avicenna đều được viết bằng tiếng Ả Rập và đã được dịch sang nhiều thứ tiếng, góp phần quan trọng trong sự phát triển của y học và triết học. Tác phẩm nổi tiếng nhất của Avicenna là "The Canon of Medicine" (al-Qanun fi al-Tibb), một tài liệu y học khổng lồ bao gồm 14 cuốn, được viết vào thế kỷ 11 và đã trở thành một trong những tài liệu y học quan trọng nhất trong lịch sử. Cuốn sách này được coi là một trong những tác phẩm y học quan trọng nhất của thế giới Islam và châu Âu vào thời kỳ trung cổ. Trong "Canon of Medicine", Avicenna giới thiệu về các khái niệm y học căn bản, bao gồm cả cơ chế bệnh tật, triệu chứng, chuẩn đoán và điều trị. Cuốn sách này cũng chứa đựng một phần về dược thảo, bao gồm cả cách sử dụng các loại đá và khoáng vật trong điều trị bệnh. Avicenna xem đá và khoáng vật là những nguồn tài nguyên thiên nhiên có thể được sử dụng để điều trị bệnh. Ông cho rằng mỗi loại đá hoặc khoáng vật có tính chất và tác dụng khác nhau và có thể được sử dụng để điều trị các bệnh khác nhau. Trong "The Canon of Medicine", Avicenna đã đề cập đến nhiều loại đá và khoáng vật và nhắc đến cách sử dụng chúng trong trị liệu. Ví dụ, ông đã đề cập đến sự sử dụng của đá Bazan (một loại đá xanh lá cây) để trị chứng đau dạ dày và đá Lapis lazuli (một loại đá màu xanh dương) để giúp cải thiện tình trạng sức khỏe của các bệnh nhân bị chứng đau đầu. Ngoài ra, Avicenna còn đề cập đến việc sử dụng các khoáng chất khác như muối, đá vôi, đá đầu ngựa và đá núi lửa để trị các bệnh lý khác nhau.

Các tác phẩm của Hildegard von Bingen (1098-1179)

Hildegard von Bingen (1098-1179) là một nữ tu sĩ, nhà hiền triết, nhà thần học và nhà y học người Đức. Bà được biết đến với nhiều đóng góp trong lĩnh vực y học, bao gồm cả việc sử dụng đá quý để chữa trị bệnh. Bà đã viết một số tác phẩm về sức mạnh chữa lành của các loại đá, và được cho là đã sử dụng chúng trong việc điều trị các bệnh nhân của mình. Dưới đây là danh sách các tác phẩm của Hildegard von Bingen có liên quan đến việc chữa bệnh bằng đá quý:

1. "Causae et Curae" (Nguyên nhân và điều trị), là một tác phẩm y học của Hildegard von Bingen được viết vào khoảng thế kỷ 12. Trong tác phẩm này, bà đã mô tả một số đặc tính của các loại đá quý và sử dụng chúng trong điều trị bệnh. Bà cho rằng mỗi loại đá quý đều có tính năng riêng để chữa bệnh và giúp cải thiện sức khỏe.

2. "Physica" (Vật lý), là một tác phẩm về y học tự nhiên của Hildegard von Bingen, cũng được viết vào khoảng thế kỷ 12. Trong tác phẩm này, bà đã mô tả cách sử dụng đá quý trong điều trị bệnh và các loại đá quý khác nhau có tính năng và tác dụng khác nhau.

3. "Liber Subtilitatum Diversarum Naturarum

Creaturarum" (Sách về sự tinh tế của sự sáng tạo của tự nhiên), là một tác phẩm khoa học của Hildegard von Bingen được viết vào khoảng thế kỷ 12. Trong tác phẩm này, bà đã mô tả một số tính năng và tác dụng của các loại đá quý trong việc chữa bệnh.

Trong các tác phẩm này, Hildegard von Bingen đã mô tả cách sử dụng đá quý trong việc chữa bệnh và các tính năng và tác dụng của các loại đá quý khác nhau. Bà tin rằng đá quý có tính năng và tác dụng đặc biệt để cải thiện sức khỏe và chữa bệnh.

Các tác phẩm của Albertus Magnus (1193-1280)

Albertus Magnus (1193-1280) là một nhà triết học, nhà khoa học và giáo sư người Đức thời trung cổ. Ông được coi là một trong những nhà khoa học lớn nhất của thời đại đó và được tôn sùng là thánh của Giáo hội Công giáo Rôma. Ông cũng được coi là một trong những người tiên phong trong việc nghiên cứu các tính chất của các loại đá. Ông đã viết một số tác phẩm về sức mạnh của đá quý và khoáng sản, và được cho là đã sử dụng chúng để trị liệu.Trong số các tác phẩm của ông, có một số tác phẩm đã đề cập đến việc sử dụng đá quý trong chữa bệnh.

Dưới đây là danh sách các tác phẩm của Albertus Magnus có liên quan đến việc chữa bệnh bằng đá quý:
1. "De Mineralibus" (về khoáng sản), là một tác phẩm về khoáng sản và đá quý được xuất bản vào những năm 1250. Trong tác phẩm này, Albertus Magnus đã đề cập đến việc sử dụng đá

quý để chữa bệnh và mô tả một số đặc tính của các loại đá quý.
2. "De Virtutibus Herbarum, Lapidum et Animalium" (về các đặc tính của thực vật, đá và động vật), là một tác phẩm về thực vật học, động vật học và khoa học vật liệu, được xuất bản vào những năm 1260. Trong tác phẩm này, ông đã đề cập đến một số đặc tính của các loại đá quý và cách sử dụng chúng trong điều trị bệnh.
3. "De Rebus Metallicis et Mineralibus" (về kim loại và khoáng sản), là một tác phẩm về khoa học vật liệu, được xuất bản vào những năm 1260. Trong tác phẩm này, Albertus Magnus đã đề cập đến cách sử dụng đá quý và các kim loại khác trong y học và chữa bệnh.

Trong các tác phẩm này, Albertus Magnus đã đề cập đến việc sử dụng đá quý trong điều trị bệnh và đã mô tả một số đặc tính và tính năng của các loại đá quý.

"The Treatise on Gems" của Sa'd ad-Din Masud al-Taftazani (1322 - 1390 AD)

"The Treatise on Gems" là một tác phẩm của nhà triết học Hồi giáo người Iran Sa'd ad-Din Masud al-Taftazani, được viết vào thế kỷ 14. Tác phẩm này nghiên cứu về các tính chất và ứng dụng của các loại đá quý và khoáng vật khác nhau. Trong tác phẩm này, al-Taftazani đưa ra các đặc điểm về cấu trúc và tính chất của các loại đá quý và khoáng vật, ví dụ như độ cứng, màu sắc, độ trong suốt. Ông cũng trình bày các ứng dụng của các loại đá này trong các lĩnh vực như đồ trang sức, y học, tôn giáo và nghệ thuật. Tác phẩm này không chỉ đóng góp vào lĩnh vực khoa học mà còn là một tài liệu lịch sử quý giá về nghệ thuật và văn hóa Hồi giáo. Al-Taftazani được coi là một trong những nhà triết học và văn hóa Hồi giáo đầu tiên và đã có những đóng góp quan trọng cho văn hóa và triết học Hồi giáo. Tác phẩm "The Treatise on Gems" của ông là một ví dụ điển hình cho sự đóng góp của các nhà triết học và văn hóa Hồi giáo vào lĩnh vực khoa học và triết học.

Tóm lại, trong thời kỳ Trung cổ, các loại đá và khoáng thạch đã được sử dụng rộng rãi trong lĩnh vực y học và trị liệu. Các nhà y học và các thầy lang đã sử dụng chúng để chữa bệnh và cải thiện sức khỏe của con người, và các loại đá và khoáng thạch còn đảm nhiệm chức năng thần bí tôn giáo. Thời kỳ này đánh dấu sự tinh lọc và thống nhất các truyền thống y học trong việc sử dụng đá, bắt đầu giải thích cơ chế hoạt động của các loại đá này lên tâm trí và thân thể con người. Thời kỳ này cũng đánh dấu sự phục hồi việc dùng các loại đá và đá quý trong các nghi lễ thần bí và tôn giáo, với việc sử dụng các ý nghĩa biểu tượng tôn giáo và tín ngưỡng để giải thích sự tác động của các loại đá và đá quý lên đời sống con người. Tuy nhiên, thời kỳ này các lý thuyết trị liệu bằng đá vẫn còn giải thích một cách giản đơn, riêng lẻ chồng chéo và đôi khi trái chiều nhau chứ chưa tạo thành những cơ sở lý thuyết chặc chẽ và toàn diện.

THỜI KỲ PHỤC HƯNG (THẾ KỶ 15 ĐẾN THẾ KỶ 17)

Trong thời kỳ Phục hưng (thế kỷ 15 đến thế kỷ 18), thạch lý học đã trở thành một phương pháp chữa bệnh được sử dụng rộng rãi ở châu Âu. Tuy nhiên, các kiến thức về đá và đá quý trong thời kỳ này vẫn còn hạn chế. Trong những năm đầu của thế kỷ 15, những quyển sách về thạch lý học đã được xuất bản và lan truyền rộng rãi. Chúng cũng được đón nhận nồng nhiệt. Những tác phẩm này ban đầu giúp định nghĩa các loại đá khác nhau và giới thiệu các ứng dụng chữa bệnh của chúng. Tuy nhiên, những tác phẩm này chủ yếu dựa trên các quan niệm tín ngưỡng và thu thập kiến thức từ gia đoạn trước (thời kỳ Trung cổ). Với sự phát triển của khoa học và y học trong thời kỳ đỉnh cao của Phục hưng, các nhà khoa học đã bắt đầu nghiên cứu các tính chất vật lý và hóa học của đá và đá quý, dưới tên gọi là Giả kim học hay Giả kim thuật (Alchemy). Các tác giả của thời kỳ này đã cố gắng xác định các tính chất vật lý của các loại đá khác nhau và giải thích cơ chế hoạt động của thạch lý học dựa trên cơ sở khoa học. Tuy nhiên, các phát hiện và nghiên cứu khoa học của thời kỳ này cũng vẫn chưa đủ để hiểu rõ cơ chế hoạt động của thạch lý học và các tác dụng của đá và đá quý lên cơ thể và tâm trí con người. Tuy nhiên, chính những nền tảng này trở thành những lý luận đầu tiên về mặt khoa học cho thạch lý học, để rồi sẽ được phát triển mạnh mẽ vào thời kỳ Khai sáng ở các thế kỷ tiếp theo. Bên dưới đây là các tác phẩm chính yếu thời kỳ này (các tác phẩm thuộc văn hoá Phương Đông sẽ được đưa vào mục riêng).

Các tác phẩm của Paracelsus (1493-1541)

Paracelsus (1493-1541) là một nhà y học, bác sĩ và triết gia người Thụy Sĩ, được coi là cha đẻ của nghệ thuật trị liệu bằng khoáng sản. Ông đã sử dụng các loại đá khác nhau để trị liệu cho các bệnh nhân của mình, và ông cũng là một trong những người đầu tiên đề xuất rằng sự khác biệt giữa các loại đá là do khả năng chữa lành của chúng. Ông đã được coi là một trong những người sáng lập y học hiện đại và là một trong những nhân vật quan trọng trong lịch sử của y học, vật lý học, hóa học và triết học. Paracelsus đã viết nhiều tác phẩm về y học và các phương pháp điều trị, trong đó có một số đề cập đến việc sử dụng đá trong chữa bệnh.

Dưới đây là danh sách các tác phẩm của Paracelsus có liên quan đến việc chữa bệnh bằng đá:

1. "De Natura Rerum" (về tự nhiên), được xuất bản năm 1537, đây là một trong những tác phẩm lớn nhất của Paracelsus và bao gồm nhiều chủ đề khác nhau, bao gồm cả việc sử dụng đá trong điều trị.
2. "Liber Mineralium" (về khoáng chất), được xuất bản năm 1561, là một tập hợp các bài viết của Paracelsus về khoáng chất và sử dụng chúng trong y học.
3. "Liber de Lapide Philosophico" (về đá triết học), là một tác phẩm về triết học và đá, được xuất bản vào những năm 1570. Trong tác phẩm này, Paracelsus đã thảo luận về việc sử dụng đá để chữa bệnh.
4. "Paragranum" (cũng được gọi là "Paramirum"), là một tác phẩm về y học và triết học của Paracelsus, được xuất bản năm 1530. Trong tác

phẩm này, ông đã đề cập đến việc sử dụng đá trong điều trị bệnh.

Trong các tác phẩm này, Paracelsus đã đề cập đến việc sử dụng đá trong điều trị bệnh, và ông đã đưa ra nhiều quan điểm và lập luận về cách sử dụng đá để chữa bệnh.

Các tác phẩm của Cornelius Agrippa (1486-1535)

Cornelius Agrippa là một nhà nghiên cứu và nhà thần học người Đức thời Trung Cổ. Ông không phải là một chuyên gia y học, và các tác phẩm của ông không chuyên về chữa trị bệnh bằng đá và đá quý. Tuy nhiên, ông đã viết một số tác phẩm liên quan đến đá và đá quý, trong đó có "De Occulta Philosophia Libri Tres" (Ba cuốn sách về triết học bí ẩn), được xuất bản lần đầu vào năm 1533. Trong cuốn sách này, Agrippa đề cập đến các tính chất của đá và đá quý và cách chúng có thể được sử dụng trong nhiều mục đích khác nhau, bao gồm cả việc chữa trị bệnh. Tác phẩm này cũng giải thích về tác động của màu sắc đến tâm linh và tâm lý con người, cũng như tác động của các yếu tố huyền bí khác.

Các tác phẩm của Andreas Libavius (1555-1616)

Andreas Libavius là một nhà hóa học, nhà triết học và nhà giáo dục người Đức sống vào thế kỷ 16 và 17. Các tác phẩm của ông chủ yếu tập trung vào các lĩnh vực như hóa học, y học và triết học, và không có nhiều đề cập đến chữa trị bệnh bằng đá quý hoặc khoáng vật. Tuy nhiên, trong tác phẩm "Alchymia", ông đã đề cập đến việc sử dụng một số loại đá quý để sản xuất thuốc. Ví dụ, ông đã đề cập đến việc sử dụng "đá lửa" (tên khác của đá garnet) để sản xuất một loại thuốc có tác dụng giải độc và giải đau. Ngoài ra, trong tác phẩm "De Medicamentis Liber" (Nghệ thuật chữa bệnh), ông đã viết về nhiều loại thuốc được sản xuất từ các loại khoáng vật, bao gồm cả đá quý và kim loại. Tuy nhiên, ông không đề cập đến việc sử dụng đá quý hoặc khoáng vật để chữa trị bệnh trực tiếp. Tác phẩm của Andreas Libavius tập trung chủ yếu vào các lĩnh vực khác như hóa học và triết học, và chỉ đề cập đến việc sử dụng đá quý hoặc khoáng vật để sản xuất thuốc một cách gián tiếp.

Các tác phẩm của Anselmus Boëtius de Boodt (1550 - 1632 AD)

"Gemmarum et Lapidum Historia" là một tác phẩm về đá quý và khoáng vật được viết bởi nhà khoa học và bác sĩ người Bỉ Anselmus Boëtius de Boodt, được xuất bản lần đầu tiên vào năm 1609 tại thành phố Leiden ở Hà Lan. Cuốn sách này là một trong những tác phẩm đầu tiên về khoáng vật được viết bằng ngôn ngữ châu Âu thời kỳ Phục Hưng và được đánh giá là một trong những tài liệu quan trọng nhất về đá quý và khoáng vật trong thời đại đó. Trong cuốn sách, Boodt đã miêu tả hơn 600 loại đá quý và khoáng vật, cùng với những đặc điểm và tính chất của chúng. Boodt cũng mô tả chi tiết về cách khai thác, chế tác và sử dụng các loại đá quý và khoáng vật, từ đó đưa ra những lời khuyên cho những người đang quan tâm đến việc mua bán và sưu tầm chúng. "Gemmarum et Lapidum Historia" không chỉ có giá trị trong lĩnh vực khoa học mà còn là một tài liệu quý giá trong nghệ thuật trang sức, kiến trúc và thẩm mỹ học. Cuốn sách đã được dịch sang nhiều ngôn ngữ và vẫn được sử dụng trong giáo dục và nghiên cứu về khoáng vật đến ngày nay.

Các tác phẩm của Johann Baptist von Helmont (1579-1644)

Johann Baptist von Helmont (1579-1644) là một nhà khoa học, bác sĩ và triết gia người Bỉ được biết đến với nhiều đóng góp quan trọng trong lĩnh vực y học và hóa học. Trong các tác phẩm của ông, ông đã đề cập đến nhiều phương pháp chữa trị bệnh khác nhau, bao gồm cả việc sử dụng đá quý và khoáng vật. Một trong những tác phẩm quan trọng nhất của von Helmont là "Ortus Medicinae" (Sự ra đời của Y học), được xuất bản lần đầu vào năm 1648 sau khi ông qua đời. Trong tác phẩm này, von Helmont đã mô tả những phương pháp chữa trị bệnh bằng cách sử dụng đá quý và khoáng vật, bao gồm việc sử dụng những loại đá quý như sapphire và ruby để điều trị chứng đau đầu, cũng như việc sử dụng muối và những khoáng chất khác để chữa trị nhiều loại bệnh.

Tóm lại, trong thời kỳ phục hưng, thạch lý học đã trở thành một phương pháp chữa bệnh được sử dụng rộng rãi và được đón nhận ở châu Âu. Tuy nhiên, kiến thức về đá và đá quý trong thời kỳ này vẫn còn hạn chế và chủ yếu dựa trên các quan niệm tín ngưỡng và tôn giáo hoặc những góp nhặt kiến thức vào thời kỳ trước (giai đoạn Trung cổ). Các phát hiện và nghiên cứu khoa học của thời kỳ này tập trung vào tính chất hoá học và vật lý cũng đá và đá quý, mà họ gọi là

Giả kim thuật, và các nhà nghiên cứu thời kỳ này sử dụng các phát kiến đó với hi vọng sẽ giải thích được sự tác động của đá và đá quý lên thân thể và tâm trí con người. Nhưng vì những kiến thức này cũng chưa đủ để hiểu rõ cơ chế hoạt động của thạch lý học và các tác dụng của đá và đá quý lên cơ thể và tâm trí con người, nên phần lớn các lý luận này đều mang tính chủ quan, nhưng đã tạo nên những lý luận khoa học đầu tiên cho việc sử dụng và thực hành thạch lý học. Những lý luận này về sau được tiếp thu và phát triển vào thời kỳ Khai sáng, tạo nên diện mạo hoàn toàn mới cho thạch lý học.

THỜI KỲ KHAI SÁNG (THẾ KỶ 17 ĐẾN THẾ KỶ 18)

Trong thời kỳ Khai Sáng (khoảng giữa thế kỷ 17 đến giữa thế kỷ 18), các nhà khoa học và nhà tư tưởng đã bắt đầu quan tâm đến các loại đá và khoáng thạch và sử dụng chúng để điều trị và cải thiện sức khỏe. Trong thời kỳ này, các nghiên cứu khoa học về địa chất và khoáng vật đã được phát triển, và những kiến thức này đã được áp dụng vào lĩnh vực trị liệu bằng đá và đá quý. Các nhà khoa học của thời kỳ Khai Sáng đã thực hiện nhiều nghiên cứu về các tính chất của các loại đá và khoáng thạch và cách chúng ảnh hưởng đến sức khỏe con người. Trong thế kỷ này, các sản phẩm trang sức chữa lành bằng đá cũng trở nên phổ biến hơn và được sử dụng rộng rãi trong xã hội. Các loại đá quý và khoáng thạch được chế tác thành các sản phẩm trang sức và được cho là có khả năng chữa bệnh và cân bằng năng lượng trong cơ thể con người, xuất hiện rầm rộ ở cuối thời kỳ này. Điển hình là sự xuất hiện của vòng tay đá quý, một loại trang sức được cho là có khả năng cân bằng và hỗ trợ sức khỏe con người. Chính trong giai đoạn này, những lý thuyết chặc chẽ, toàn diện về màu sắc và ảnh hưởng của chúng lên cơ thể và tinh thần của con người được đề xuất và hoàn thiện, cung cấp một nền tảng lớn cho thạch lý học. Ở châu Á, trong thời kỳ Edo (1603-1867), các nhà sư ở Nhật Bản đã phát triển một kỹ thuật xoa bóp bằng đá, được gọi là "Ishi taiso", để giúp cân bằng năng lượng và làm giảm căng thẳng. Bên dưới đây là các tác phẩm chính yếu thời kỳ này có ảnh hưởng đến lý thuyết thạch lý học (các tác phẩm thuộc văn hoá Phương Đông sẽ được đưa vào mục riêng).

Các tác phẩm của Nicholas Culpeper (1616-1654)

Là một nhà y học và nhà thảo dược người Anh. Ông đã viết nhiều tác phẩm về y học và sử dụng dược thảo trong chữa bệnh. Ông đã viết một số tác phẩm về sử dụng đá quý trong chữa bệnh, trong đó có "Complete Herbal" xuất bản lần đầu vào năm 1653. Cuốn sách "Complete Herbal" của ông đã giúp phổ biến kiến thức về thảo dược cho công chúng và trở thành một trong những cuốn sách được sử dụng phổ biến nhất trong lịch sử y học thảo dược. Trong "Complete Herbal", Culpeper cung cấp thông tin về hơn 400 loại thực vật và giải thích cách sử dụng chúng để chữa bệnh. Ông cũng đưa ra các lời khuyên và phương pháp điều trị cho các triệu chứng bệnh cụ thể. Đặc biệt, Culpeper cũng sử dụng phương pháp liên kết giữa y học thảo dược và bản đồ sao để phân tích tác động của các hành tinh và các yếu tố thiên văn lên sức khỏe của con người. Ông cho rằng sự cân bằng giữa các yếu tố này có thể ảnh hưởng đến tình trạng sức khỏe của con người và việc chữa trị bệnh. Chính lý thuyết này trở thành nguồn cảm hứng chính trong việc kết hợp chiêm tinh học tương ứng với từng loại đá và đá quý trong việc điều trị tinh thần và thể chất trong thạch lý học về sau. Nicholas Culpeper không có nhiều tài liệu về việc chữa trị bệnh bằng đá. Thay vào đó, ông tập trung vào việc sử dụng các loại thảo dược và thực vật khác để chữa trị các bệnh lý khác nhau. Tuy nhiên, ông cũng đã đề cập đến một số loại đá có thể được sử dụng để điều trị một số vấn đề sức khỏe.

Các tác phẩm của Robert Fludd (1574-1637)

"A Treatise on the Divine Art of Music" là một tác phẩm được viết bởi nhà triết học và nhà thần bí học người Anh Robert Fludd vào năm 1617. Robert Fludd (1574-1637) là một nhà thần bí học, triết gia, nhà bác học, và nhà văn người Anh. Tác phẩm "A Treatise on the Divine Art of Music" của Robert Fludd là một tác phẩm quan trọng trong lịch sử nghệ thuật và triết học. Tác phẩm này cung cấp một cái nhìn sâu sắc về sức mạnh của âm nhạc và cách mà nó có thể ảnh hưởng đến tâm trạng và tinh thần của con người. Tác phẩm này tập trung vào sức mạnh của âm nhạc trong việc tạo ra cảm xúc và ảnh hưởng đến tâm trạng của con người. Trong tác phẩm này, Fludd mô tả mối quan hệ giữa âm nhạc và các yếu tố tâm linh. Ông cho rằng âm nhạc có thể ảnh hưởng đến tinh thần và cảm xúc của con người, và làm cho họ cảm thấy vui vẻ hoặc buồn bã tùy thuộc vào âm điệu và giai điệu. Fludd cũng liên kết âm nhạc với các nguyên tắc của thiên nhiên và vũ trụ. Ông cho rằng âm nhạc phản ánh một sự cân bằng và động tĩnh nhất định trong vũ trụ, và âm nhạc có thể được sử dụng để hướng dẫn và cải thiện cuộc sống của con người. Chính trong nguyên lý này, trở thành nền tảng lý thuyết cho việc sử dụng lý thuyết sóng âm thanh trong đá và khoáng vật để chữa trị, một trong các nền tảng của thạch lý học.

Các tác phẩm của George Wither (1588-1667)

"A Collection of Emblemes, Ancient and Moderne" của George Wither (1635), tác phẩm này sử dụng các hình ảnh và biểu tượng để thể hiện ý nghĩa của màu sắc trong tâm linh và tâm lý con người. George Wither (1588-1667) là một nhà thơ, tác giả và chính trị gia người Anh. Ông sinh ra ở Hampshire, Anh và được đào tạo tại các trường đại học Oxford và Cambridge, vì vậy, rất có tiếng nói trong xã hội. "A Collection of Emblemes, Ancient and Moderne" là một tập hợp các tranh ấn tượng và mô tả trong đó được sử dụng để truyền đạt những thông điệp tâm linh và đạo đức. Tập sách này được viết bởi nhà thơ và tác giả người Anh George Wither và được xuất bản lần đầu vào năm 1635. Trong tập sách này, Wither sử dụng hình ảnh và mô tả của các loại đá và đá quý để truyền đạt những ý nghĩa tâm linh và đạo đức. Ví dụ, trong tranh ấn tượng số 69, Wither sử dụng hình ảnh của một viên ngọc trai để biểu hiện sự trung thực và chân thành. Trong mô tả của ông, ngọc trai được miêu tả là "một viên ngọc quý, thấm nước, tựa như một viên trái tim, đánh dấu bằng sự chân thành". Tập sách "A Collection of Emblemes, Ancient and Moderne" của George Wither là một tác phẩm quan trọng trong lịch sử nghệ thuật và văn hóa. Tập sách này cho thấy cách mà đá và đá quý đã được sử dụng trong truyền thống tâm linh và đạo đức, và tạo ra một cách tiếp cận đầy sáng tạo và tinh tế để truyền đạt các giá trị văn hóa và tín ngưỡng.

Các tác phẩm của Robert Boyle (1627-1691)

Robert Boyle là một nhà khoa học, triết gia và nhà tài trợ người Anh sống vào thế kỷ 17. Các tác phẩm của ông chủ yếu liên quan đến lĩnh vực khoa học, bao gồm cả hóa học và y học. Trong tác phẩm "The Sceptical Chymist", ông phản đối các quan điểm của những người tin vào các nguyên tố của Aristotelê và Paracelsus. Ông đề xuất một phương pháp khoa học tiếp cận hóa học, trong đó các chất được phân tích và đánh giá bằng các thử nghiệm chính xác. Tác phẩm này đóng góp lớn vào sự phát triển của hóa học hiện đại. Ngoài ra, ông đã viết một số tác phẩm khác về y học và sinh học, bao gồm "Expcriments and Considerations Touching Colours" và "An Exhortation to the Study of Natural Philosophy". Tuy nhiên, các tác phẩm của Robert Boyle chủ yếu tập trung vào các lĩnh vực khoa học như hóa học và y học, nhưng không đề cập trực tiếp đến việc sử dụng đá quý hoặc khoáng vật để chữa trị bệnh trực tiếp mà chủ yếu phản đối phương pháp này của Aristotelê và Paracelsus, qua đó trình bày lý thuyết của thạch lý học.

Các tác phẩm của Isaac Newton (1642-1727)

Isaac Newton là một nhà khoa học, triết gia và nhà toán học người Anh, được biết đến là người đặt nền móng cho cơ sở khoa học hiện đại. Các tác phẩm của ông tập trung chủ yếu vào các lĩnh vực như vật lý, toán học, thiên văn học và triết học. Ông không đề cập đến việc sử dụng đá quý hoặc khoáng vật để chữa trị bệnh trực tiếp. Tuy nhiên, trong các tác phẩm của mình, ông đã đề cập đến việc nghiên cứu các hiện tượng liên quan đến tâm trí và tinh thần, bao gồm cả thần học. Ví dụ, trong tác phẩm "Opticks", ông nghiên cứu các hiện tượng liên quan đến màu sắc và ánh sáng và sự tương tác của chúng với tâm trí con người gợi ý đến tác dụng cuả màu sắc riêng biệt của các loại đá quý tác động đến tâm trí con người. Ngoài ra, trong tác phẩm "Mathematical Principles of Natural Philosophy", ông đã nghiên cứu các vấn đề liên quan đến định luật vật lý và thực nghiệm, và cũng có đề cập đến một số vấn đề liên quan đến tâm trí và tinh thần được sử dụng để làm lý thuyết cho việc chữa trị bằng đá quý. Tác phẩm của Isaac Newton chủ yếu tập trung vào các lĩnh vực như vật lý, toán học, thiên văn học và triết học, và có đề cập đến nghiên cứu các hiện tượng liên quan đến tâm trí và tinh thần, nhưng không đề cập đến việc sử dụng đá quý hoặc khoáng vật để chữa trị bệnh hoặc có tác dụng lên tâm trí và tinh thần một cách trực tiếp. Nhưng những ảnh hưởng của lý thuyết về sắc độ của ông lên tâm trí con người trở thành một nguồn cảm hứng cho việc nghiên cứu ảnh hưởng màu sắc, một nền tảng quan trọng của thạch lý học.

Các tác phẩm của Richard Mead (1673-1754)

Là một nhà y học và nhà khoa học người Anh. Ông đã viết một số tác phẩm về y học, trong đó có "Medica Sacra" (1749), trong đó ông không đề cập trực tiếp đến tác dụng của đá quý trong chữa bệnh. Tuy nhiên, ông đã viết về tác động của màu sắc và ánh sáng đến sức khỏe và tinh thần con người trong tác phẩm "A Mechanical Account of Poisons in Several Essays", xuất bản năm 1702. Ông đã đề cập đến tác dụng của màu sắc và ánh sáng trong việc điều trị và cải thiện tình trạng tâm trí và tinh thần có ảnh hưởng trong giới y học sử dụng đá quý để chữa trị. Ngoài ra, ông cũng đã viết về các loại đá quý và khoáng vật trong tác phẩm "Monita et Praecepta Medica", xuất bản năm 1723, nhưng không có thông tin rõ ràng về việc sử dụng chúng để chữa trị bệnh hoặc có tác dụng lên tâm trí và tinh thần.

Các tác phẩm của Emanuel Swedenborg (1688-1772)

Là một nhà khoa học, nhà tâm linh học và nhà triết học người Thụy Điển. Ông đã viết nhiều tác phẩm về tâm linh học và đề cập đến tác dụng của đá quý trong điều trị bệnh. Đặc biệt trong cuốn "The Science of Correspondences: The Doctrine that there is a Spiritual Significance to the Words of Scripture" (1763), tác phẩm này không giới hạn việc nói về màu sắc tác động lên tâm trí, mà còn nói về việc sử dụng các yếu tố huyền bí và biểu tượng để giải thích nội dung tôn giáo và tâm linh.

Đặc biệt, George Frederick Handel (1685-1759), nhà soạn nhạc nổi tiếng của thời đại này, cũng là một người yêu khoa học và đã thực hiện nhiều nghiên cứu về các loại đá và khoáng thạch và ảnh hưởng của chúng đến sức khỏe con người.

Tóm lại, trong thời kỳ Khai Sáng, các nhà khoa học và nhà tư tưởng đã quan tâm đến các loại đá và khoáng thạch và sử dụng chúng để điều trị và cải thiện sức khỏe, và cố gắng giải thích việc sử dụng các loại đá tác động đến sức khoẻ và tinh thần như thế nào thông qua khoa học cổ điển. Ở thời kỳ này, các nhà nghiên cứu về thạch lý học bắt đầu đưa ra những hệ lý thuyết nhằm giải thích một cách hệ thống tất cả các loại đá và đá quý, cũng như cách các loại đá hay đá quý này tác động lên cơ thể và tâm trí con người. Ở thời kỳ này, các cách giải thích theo hướng tôn giáo và tín ngưỡng bị hạn chế lại, trong khi các phương pháp giải thích theo hướng khoa học được nâng cao, đặc biệt là sự hiểu biết về tâm lý học bắt đầu được quan tâm nhằm giải thích thạch lý học dưới góc độ tác động tâm lý.

THỜI KỲ CẬN ĐẠI (THẾ KỶ 18 ĐẾN THẾ KỶ 19)

Trong thế kỷ 18 trở đi, các bác sĩ và nhà nghiên cứu y học cũng đã bắt đầu quan tâm đến các tính chất của đá và khoáng thạch và sử dụng chúng trong lĩnh vực trị liệu, chứ không chỉ những nhà nghiên cứu. Các phương pháp trị liệu bằng đá, như massage bằng đá nóng, được phát triển và sử dụng trong các phòng khám và trị liệu. Trong thế kỷ 19, thạch lý học được phát triển và phổ biến rộng rãi trong lĩnh vực y học và trị liệu tại châu Âu. Trong thời kỳ này, các học thuyết về thạch lý học được hình thành và củng cố chặt chẽ. Các lý thuyết được phát triển thành nhiều hệ thống và được phổ biến rộng rãi. Đặc biệt trong thời kỳ này, các thuyết liên quan đến thành phần cấu tạo của đá và đá quý được xác lập. Các nhà nghiên cứu và y học gia bắt đầu xung đột nhau về khả năng chữa trị cũng như các lý thuyết về thạch lý học. Bên dưới đây là các tác phẩm chính yếu thời kỳ này có ảnh hưởng đến lý thuyết thạch lý học (các tác phẩm thuộc văn hoá Phương Đông sẽ được đưa vào mục riêng).

Các tác phẩm của John Hill (1716-1775)

John Hill là một nhà bác học và nhà thực vật học Anh thế kỷ XVIII. Ông đã viết nhiều tác phẩm về thực vật học, y học và khoa học tự nhiên. John Hill có viết một số tác phẩm liên quan đến đá quý và khoáng vật, cũng như tác phẩm nói về tác dụng của đá quý lên tâm lý và tinh thần. Các tác phẩm của John Hill liên quan đến đá quý và khoáng vật bao gồm:

- A General Natural History: The history of fossils (1748): Tác phẩm này là một cuốn sách sử dụng các quan điểm khoa học và tôn giáo để giải thích sự hình thành của các loại đá và khoáng vật.
- A History of the Materia Medica (1751-1755): Tác phẩm này giới thiệu về các loại thuốc được làm từ thực vật và khoáng vật, bao gồm cả opium, camphor và đá cẩm thạch.

Ngoài ra, trong cuốn sách "Causation of Sleep Explained on a New Hypothesis" (1750), John Hill đã giới thiệu một ý tưởng mới về cách đá quý và các khoáng vật có thể ảnh hưởng đến tâm lý của con người. Ông cho rằng, tác động của đá quý và khoáng vật có thể giải thích các hiện tượng như ngủ và mơ, và rằng chúng có thể được sử dụng để điều trị các rối loạn tâm lý.

Các tác phẩm của Anton Mesmer (1734-1815)

Anton Mesmer là một nhà phát minh và nhà tâm lý học người Áo sống vào thế kỷ 18. Tuy nhiên, Mesmer không viết nhiều về việc sử dụng đá quý hoặc khoáng vật trong phương pháp điều trị của mình. Các tác phẩm của Mesmer nổi tiếng nhất là "Mémoire sur la découverte du magnétisme animal" và "Précis historique des faits relatifs au magnétisme animal". Trong các tác phẩm này, ông tập trung vào giải thích các hiện tượng về Mesmerism và cách thức thực hiện phương pháp điều trị của mình, gọi là "magnetism animal" (năng lượng động vật), hay còn được gọi là "Mesmerism" để điều trị bệnh. Phương pháp này bao gồm việc sử dụng tay để đưa ra các cử chỉ và ánh nhìn để điều chỉnh các trường năng lượng trong cơ thể của bệnh nhân. Mesmer tin rằng các bệnh nhân có thể được chữa khỏi bằng cách điều chỉnh các trường năng lượng trong cơ thể, và phương pháp này đã trở thành cơ sở cho các phương pháp sau này như hypnosis và psychotherapy, trở thành nền tảng trong đó sử dụng đá quý để tạo ra tác động thần kinh và chữa bệnh. Phương pháp điều trị này cho rằng, các bệnh nhân có thể được chữa trị bằng cách sử dụng "lực từ" để thay đổi tình trạng năng lượng của cơ thể.

Các tác phẩm của Johann Wolfgang von Goethe (1749-1832)

Johann Wolfgang von Goethe là một nhà văn, nhà thơ, nhà khoa học và triết gia người Đức, ông có nhiều đóng góp quan trọng trong nhiều lĩnh vực khác nhau, bao gồm cả nghiên cứu về màu sắc và tác động của chúng lên tâm lý con người. Sau đây là một số tác phẩm của ông liên quan đến vấn đề này:

1. "Theory of Colors" (Zur Farbenlehre) - là một tác phẩm quan trọng của Goethe trong lĩnh vực nghiên cứu màu sắc. Trong tác phẩm này, ông đưa ra quan điểm rằng màu sắc không chỉ là một hiện tượng vật lý mà còn là một khía cạnh tâm linh và tâm lý, tác động đến tâm trạng và tư tưởng của con người.
2. "Elective Affinities" (Die Wahlver-wandtschaften) - là một tiểu thuyết của Goethe, trong đó ông sử dụng màu sắc để miêu tả tâm trạng và cảm xúc của các nhân vật trong câu chuyện.
3. "Faust" - là một tác phẩm của Goethe có nhiều phân đoạn liên quan đến màu sắc, chẳng hạn như khi nhân vật chính Faust đưa ra một bài thuyết trình về màu sắc trong hội họa và văn học.
4. "The Sorrows of Young Werther" (Die Leiden des jungen Werthers) - trong tiểu thuyết này, Goethe sử dụng màu sắc để miêu tả tâm trạng của nhân vật chính Werther, cũng như để tạo ra một không khí tâm linh và tâm lý trong câu chuyện.

Những tác phẩm của Goethe trên đây không chỉ thể hiện khả năng văn chương và tư duy sáng tạo của ông, mà còn đóng góp quan trọng cho nghiên cứu về màu sắc và tác động của chúng lên tâm lý con người. Dù không trực tiếp, ông đã đề cập đến lý thuyết về tác dụng của màu sắc của đá quý trong chữa bệnh.

Các tác phẩm của Hahnemann Samuel (1755-1843)

Là một nhà y học người Đức. Ông đã phát triển phương pháp chữa bệnh bằng vi lượng đồng căng (Homeopathy), trong đó trở thành nền tảng lớn để sử dụng các loại đá quý trong điều trị. Trong lý thuyết, homeopathy sử dụng các chất thiên nhiên khác nhau để chữa trị bệnh, không chỉ giới hạn trong đá quý và khoáng vật. Các đá quý và khoáng vật được sử dụng trong homeopathy được gọi là "remedies" và được sản xuất bằng cách cô đặc các thành phần từ thiên nhiên. Các remedies được sử dụng dựa trên nguyên tắc "similia similibus curentur" (tương đồng chữa bằng tương đồng), có nghĩa là một chất gây ra triệu chứng trong sức khỏe bình thường sẽ được sử dụng để điều trị triệu chứng tương tự ở bệnh nhân. Vì vậy, một chất đá quý hoặc khoáng vật có thể được sử dụng để chữa trị bệnh nếu nó được cho là có các đặc tính tương tự với triệu chứng của bệnh. Ví dụ, sắt được sử dụng để điều trị thiếu máu do chứng kém hấp thu sắt, vàng để chữa trị các triệu chứng của bệnh gan vàng da, và đá hoa cương để chữa trị chứng đau đầu. Mặc dù Homeopathy được sử dụng rộng rãi và được nhiều quốc gia chấp nhận trong việc chữa trị, nó không được công nhận như một phương pháp điều trị hiệu quả bởi các tổ chức y tế quốc tế như WHO và FDA.

Các tác phẩm của Edward William Lane (1801-1876)
Là một nhà khảo cổ học, nhà văn và nhà ngữ học người Anh. Ông đã viết một số tác phẩm về văn hóa Ai Cập cổ đại và cũng đề cập đến tác dụng của đá quý trong chữa bệnh. Trong cuốn sách "An Account of the Manners and Customs of the Modern Egyptians" (Tài liệu về phong tục và tập quán của người Ai Cập hiện đại) của ông Edward William Lane, ông đã đề cập đến việc sử dụng đá quý trong nền văn hóa Ai Cập cổ đại. Theo ông, các đá quý được sử dụng như một phương tiện tôn thờ và bảo vệ, và cũng được sử dụng trong việc chữa bệnh. Trong văn hóa Ai Cập cổ đại, các loại đá quý được coi là có nguồn gốc thiên nhiên và mang trong mình năng lượng đặc biệt, do đó chúng được sử dụng trong các nghi lễ tôn giáo và tín ngưỡng. Theo ông, những người Ai Cập cổ đại tin rằng đá quý có thể giúp họ tìm được sự bình an và cân bằng tâm linh, và có thể sử dụng để bảo vệ họ khỏi những thế lực xấu.

Các tác phẩm của Helena Blavatsky (1831-1891)
Helena Blavatsky là một nhà báo, tác giả và nhà nghiên cứu tâm linh người Nga, được biết đến như là một trong những người sáng lập của phong trào Theosophy. Bên cạnh việc tìm hiểu về tôn giáo, triết học và khoa học của thế giới, Blavatsky cũng viết nhiều tác phẩm về màu sắc và sự thần bí của chúng. Dưới đây là một số tác phẩm của Helena Blavatsky có liên quan đến

màu sắc và tác động của chúng lên tinh thần tâm lý con người:
1. "The Secret Doctrine" - là một tác phẩm nghiên cứu về triết học, tôn giáo và khoa học. Trong đó, Blavatsky đề cập đến màu sắc như là một phần của sự tạo ra của vũ trụ, và cách chúng có thể tác động đến tinh thần tâm lý con người.
2. "Theosophical Glossary" - là một tác phẩm từ điển về các thuật ngữ trong Theosophy. Trong tác phẩm này, Blavatsky đề cập đến việc sử dụng màu sắc trong các tôn giáo và các nghi lễ tôn giáo, và cách chúng có thể đại diện cho các khía cạnh khác nhau của tinh thần và tâm lý con người.
3. "Isis Unveiled" - là một tác phẩm nghiên cứu về bí ẩn và tôn giáo. Trong đó, Blavatsky đề cập đến việc sử dụng màu sắc trong các bí mật và lễ nghi tôn giáo, và cách chúng có thể tác động đến tinh thần tâm lý con người.

Những tác phẩm của Helena Blavatsky trên đây không chỉ cung cấp kiến thức về sự thần bí của màu sắc, mà còn đóng góp quan trọng cho nghiên cứu về tác động của màu sắc lên tinh thần và tâm lý con người, trở thành nền tảng của trị liệu bằng màu sắc của đá.

Các tác phẩm của James Tyler Kent (1849-1916)

James Tyler Kent là một bác sĩ người Mỹ, là một trong những người tiên phong trong lĩnh vực homeopathy. Các tác phẩm của ông tập trung vào lý thuyết và phương pháp điều trị bệnh bằng homeopathy, chứ không nói đến việc chữa trị bệnh bằng đá quý hoặc khoáng vật cụ thể, tuy nhiên, lý thuyết này về sau được dùng chính yếu trong việc chữa trị bằng đá quý và khoáng vật. Một số tác phẩm tiêu biểu của James Tyler Kent bao gồm:

- Lectures on Homeopathic Philosophy: Một tập hợp các bài giảng của Kent về triết lý homeopathy, phân tích các nguyên lý và phương pháp điều trị bệnh của homeopathy.
- Repertory of the Homoeopathic Materia Medica: Tác phẩm này liệt kê các tác nhân được sử dụng trong điều trị bệnh homeopathy, mô tả các triệu chứng và tình trạng bệnh mà chúng có thể giúp chữa trị.
- Lectures on Homeopathic Materia Medica: Tập hợp các bài giảng của Kent về homeopathic Materia Medica, bao gồm các chủ đề như đặc điểm của các chất liều được sử dụng trong điều trị bệnh homeopathy.
- The Lesser Writings of Samuel Hahnemann: Tập hợp các tác phẩm của Samuel Hahnemann, người sáng lập ra homeopathy, với những chú thích và giải thích của Kent.

Các tác phẩm của Edward Bach (1886-1936)

Là một bác sĩ và nhà nghiên cứu y học người Anh. Ông đã phát triển phương pháp chữa bệnh bằng các tinh chất hoa và đá quý (Bach flower remedy), trong đó sử dụng các loại hoa để cân bằng tâm trạng và sức khỏe. Edward Bach nổi tiếng với phương pháp trị liệu Bach

Flower, một hệ thống trị liệu thảo dược để giải quyết các vấn đề tâm lý. Hệ thống này dựa trên 38 loại hoa cùng các tinh chất hoa được chiết xuất từ các loài hoa khác nhau, mỗi loài hoa đại diện cho một tâm trạng hay một cảm xúc khác nhau. Trong lý thuyết của ông, màu sắc có vai trò nhất định trong việc tác động tâm lý, vì vậy, trở thành cơ sở cho một số ứng dụng màu sắc của đá lên tâm trí con người.

Các tác phẩm của Arthur Edward Waite (1857-1942)

Arthur Edward Waite là một tác gia người Anh, nhà thần bí học và nhà nghiên cứu về bí ẩn, ông đã viết nhiều tác phẩm về nghiên cứu về màu sắc và tác động của chúng lên tinh thần tâm lý con người. Dưới đây là một số tác phẩm của Arthur Edward Waite có liên quan đến màu sắc và sự thần bí của chúng:

1. "The Book of Ceremonial Magic" - là một tác phẩm nghiên cứu về ma thuật và phép thuật. Trong đó, ông đề cập đến việc sử dụng màu sắc trong các nghi thức ma thuật, và cách mà chúng có thể tác động đến tinh thần tâm lý con người.

2. "The Holy Kabbalah" - là một tác phẩm nghiên cứu về Kabbalah, một hệ thống tôn giáo và tâm linh của người Do Thái. Trong tác phẩm này, Waite đề cập đến màu sắc như là một phần của Kabbalah và cách chúng có thể đại diện cho các khía cạnh khác nhau của tinh thần và tâm lý con người.

3. "The Hidden Church of the Holy Graal" - là một tác phẩm về lịch sử tôn giáo và bí ẩn. Trong tác phẩm này, Waite đề cập đến việc sử dụng màu

sắc trong các bí mật và lễ nghi tôn giáo, và cách chúng có thể tác động đến tinh thần tâm lý con người.
4. "The Book of Black Magic and of Pacts" - là một tác phẩm nghiên cứu về ma thuật đen và các thỏa thuận ma thuật. Trong đó, Waite đề cập đến việc sử dụng màu sắc trong các nghi thức ma thuật đen và cách chúng có thể tác động đến tinh thần tâm lý con người.
5. "The Mysteries of Magic: A Digest of the Writings of Eliphas Lévi" của Arthur Edward Waite (1886) - tác phẩm này giới thiệu về lý thuyết màu sắc và tác động của chúng đến tâm linh và tâm lý con người.

Những tác phẩm của Arthur Edward Waite trên đây không chỉ cung cấp kiến thức về sự thần bí của màu sắc, mà còn đóng góp quan trọng cho nghiên cứu về tác động của màu sắc lên tinh thần và tâm lý con người, tạo thành nền tảng lý thuyết cho việc sử dụng đá dựa trên màu sắc trong việc trị liệu.

Các tác phẩm của Ellen Conroy (?-1945)

Ellen Conroy là một tác giả, nhà văn và nhà nghiên cứu về tâm linh. Bà được biết đến nhất với cuốn sách "The Symbolism of Color" được xuất bản năm 1921, nơi bà giải thích về ý nghĩa và biểu tượng của màu sắc. Cuốn sách này đã được tái bản và nó trở thành một trong những tài liệu cổ điển về màu sắc và tâm linh. Trong cuốn sách này, tác giả trình bày về ý nghĩa và biểu tượng của màu sắc trong nhiều nền văn hóa khác nhau và cách chúng tác động đến tâm lý con người.

Cuốn sách cũng cung cấp một số lời khuyên về cách sử dụng màu sắc để tăng cường cảm xúc và trạng thái tinh thần của con người.

Các tác phẩm của Edgar Cayce (1877-1945)

Ông là một nhà tiên tri và chữa bệnh bằng phương pháp tự nhiên. Edgar Cayce là một nhà tiên tri và người có năng lực thần bí, ông đã tạo ra hàng ngàn bản ghi âm về các chủ đề như trị liệu bằng các liệu pháp thiên nhiên, thực phẩm, đá quý và khoáng vật. Tuy nhiên, trong số đó, các tác phẩm liên quan đến tác động của màu sắc lên tâm lý con người không được đề cập rõ ràng. Thay vào đó, Edgar Cayce tập trung vào sử dụng các liệu pháp tự nhiên như thực phẩm, thảo mộc và đá quý để hỗ trợ sức khỏe và trị liệu các bệnh tật. Các tác phẩm nổi tiếng của ông bao gồm "Readings" và "Auras: An Essay on the Meaning of Colors". Trong đó, ông đã đề cập đến sức mạnh của màu sắc và cách nó ảnh hưởng đến tâm trạng và sức khỏe của con người thông qua khái niệm về "aura" - ánh sáng quanh cơ thể của mỗi người. Tuy nhiên, ông không đề cập trực tiếp đến việc sử dụng đá quý hoặc khoáng vật để trị liệu tâm lý.

Các tác phẩm của S. V. Andrews (?-?)

"The Mysticism of Color" là một cuốn sách nghiên cứu về màu sắc và ý nghĩa tâm linh của chúng, được viết bởi S. V. Andrews và xuất bản lần đầu vào năm 1883. Trong cuốn sách này, Andrews tìm hiểu về ý nghĩa của màu sắc trong các tôn giáo và truyền thống tâm linh khác nhau trên thế giới, cũng như tác động của màu sắc đến tâm trạng và tình cảm của con người. Andrews cũng đưa ra một số khái niệm và phương pháp để sử dụng màu sắc như là một công cụ để tăng cường sức khỏe tinh thần và sức khoẻ cảm xúc của mọi người. Lý thuyết về màu sắc của ông cũng trở thành một nền tảng cho nhiều nhà thạch lý học sử dụng.

Các tác phẩm của E. Boyd (?-?)

Cuốn "The Esoteric Meanings of Colors" của E. Boyd được xuất bản lần đầu vào năm 1896. Cuốn sách này nghiên cứu về ý nghĩa tâm linh của màu sắc và cách mà chúng ảnh hưởng đến tâm trí và tình cảm của con người. Tác giả khám phá các khía cạnh của màu sắc như những dấu hiệu tâm linh của chúng, ý nghĩa tâm linh của màu sắc trong các tôn giáo khác nhau và cách sử dụng màu sắc để trị liệu tâm lý. Cuốn sách cũng đề cập đến việc sử dụng màu sắc trong thiền định và các phương pháp tâm linh khác. Lý thuyết về màu sắc của ông cũng trở thành một nền tảng cho nhiều nhà thạch lý học sử dụng.

Tóm lại, những tác giả của thời kỳ này đã đóng góp quan trọng trong việc phát triển các phương pháp chữa bệnh bằng đá quý và cung cấp những kiến thức giá trị về tác dụng của đá quý đối với sức khỏe con người, đặc biệt là các trường phái sử dụng màu sắc trong điều trị tâm lý, xuất phát từ thời kỳ trước, nay phát triển rực rỡ trở thành một nền tảng quan trọng trong thạch lý học về sau. Các nền tảng lý thuyết thạch lý học giải thích bằng cơ chế sóng âm thanh và thành phần hoá học bắt đầu được khai triển, nhất là lý thuyết vi lượng đồng căn trở thành một nền tảng thiết yếu trong thạch lý học. Thạch lý học cũng trở thành một hướng nghiên cứu được chú ý rộng rãi, dù gây tranh cãi dữ dội giữa các nhà nghiên cứu trong thời kỳ này.

THỜI KỲ HIỆN ĐẠI (THẾ KỶ 20)

Trong thế kỷ 20, Thạch lý học tiếp tục được phát triển và ứng dụng rộng rãi trong các lĩnh vực khác nhau, bao gồm trị liệu, y học, tâm lý học, tôn giáo và nghệ thuật. Các sản phẩm liên quan đến Thạch lý học như đá massage, đá nóng, đá muối, đá ấm, đá quý... dùng trong y học lẫn dưới dạng trang sức đang được ưa chuộng sử dụng như một phương tiện trị liệu và kèm theo đó là phương tiện giải trí hiệu quả. Thạch lý học được bắt đầu được đưa lên truyền thông và điện ảnh, khiến nó càng được biết đến. Cùng với sự lên ngôi của phong trào Tân thời đại (New Age mouvements), thạch lý học trở nên gần gũi và phổ biến với các đầu sách được ra đời rất nhiều và chi tiết. Đây cũng là thời kỳ thịnh hành quan niệm tự học (seft-teach) qua quan niệm "tự chữa trị" (Self- healing) và "tự thực hành tâm linh" (Self-spiritual practice), nên việc tự nghiên cứu và thực hành Thạch lý học tại nhà một cách vô hại được cổ vũ và đạt thành công lớn trên bình diện xã hội. Có rất nhiều tác giả viết về chủ đề này trên thế giới, vì vậy, bên dưới đây chỉ là một số tác phẩm nổi tiếng được nhắc đến rộng rãi, chứ không thể bao trùm hết được tất cả tác phẩm quan trọng của thời kỳ này (các tác phẩm thuộc văn hoá Phương Đông sẽ được đưa vào mục riêng).

Các tác phẩm của Melody (1945-2008)

Melody là một tác giả và nhà sưu tập đá quý nổi tiếng trong lĩnh vực trị liệu bằng đá quý. Bà sinh ra ở St.

Petersburg, Florida, Hoa Kỳ và đã được đào tạo tại Đại học Georgia. Sau đó, bà làm việc trong lĩnh vực tiếp thị cho một số công ty lớn trước khi chuyển sang chuyên về đá quý và trị liệu bằng đá quý. Melody được biết đến với cuốn sách "Love is in the Earth: A Kaleidoscope of Crystals" (Tình yêu trong Trái Đất: Một Khối Lăng Kính Của Đá Quý) phát hành lần đầu vào năm 1991, một trong những tác phẩm nổi tiếng nhất trong lĩnh vực này. Cuốn sách đã bán được hàng triệu bản trên toàn thế giới và đã trở thành một tài liệu tham khảo quan trọng trong lĩnh vực trị liệu bằng đá quý. Các tác phẩm khác của Melody bao gồm "The Crystal Bible" (Kinh Thánh Đá Quý), "The Crystal Bible 2" (Kinh Thánh Đá Quý 2) và "The Crystal Bible 3" (Kinh Thánh Đá Quý 3), mỗi cuốn sách đều chứa thông tin về hàng trăm loại đá quý và cách sử dụng chúng trong trị liệu bằng đá quý. Bà cũng đã viết một số bài báo và tạp chí về đá quý và trị liệu bằng đá quý. Melody đã được tôn vinh với nhiều giải thưởng trong lĩnh vực trị liệu bằng đá quý, bao gồm Giải thưởng Crystal Award của Hiệp hội đá quý quốc tế và Giải thưởng Lifetime Achievement Award của Hiệp hội đá quý quốc gia Hoa Kỳ.

Các tác phẩm của Robert Simmons (1943-)

Ông là một chuyên gia về đá quý và đã viết nhiều cuốn sách về chữa bệnh bằng đá, trong đó có "The Book of Stones" (2005) và "Stones of the New Consciousness" (2009). Robert Simmons là một tác giả nổi tiếng về chủ đề trị liệu bằng đá quý. Sau đây là danh sách các tác phẩm của ông:

1. The Book of Stones: Who They Are and What They Teach (Cùng với Naisha Ahsian)
2. Stones of the New Consciousness: Healing, Awakening and Co-creating with Crystals, Minerals and Gems (Cùng với Kathy Warner)
3. The Pocket Book of Stones: Who They Are and What They Teach
4. The Alchemy of Stones: Co-creating with Crystals, Minerals and Gemstones for Healing and Transformation (Cùng với Naisha Ahsian)
5. Moldavite: Starborn Stone of Transformation
6. The Seven Secrets of Crystal Talismans: How To Use Their Power for Attraction, Protection & Transformation
7. The Power of Gems and Crystals: How They Can Transform Your Life (Cùng với Sue Lilly)

Tất cả các tác phẩm của Robert Simmons đều xoay quanh chủ đề trị liệu bằng đá quý và các loại tinh thể.

Các tác phẩm của Judy Hall (1943-)

Judy Hall là một tác giả và chuyên gia về đá quý, nổi tiếng với các tác phẩm về trị liệu bằng đá quý. Một số tác phẩm của bà bao gồm:
- The Crystal Bible: A Definitive Guide to Crystals (2003)
- The Encyclopedia of Crystals, Revised and Expanded (2013)
- The Crystal Zodiac: Use Birthstones to Enhance Your Life (2017)

- The Little Book of Crystals: Crystals to Attract Love, Wellbeing and Spiritual Harmony into Your Life (2016)
- Crystal Prescriptions: The A-Z Guide to Over 1,200 Symptoms and Their Healing Crystals (2010)

Các tác phẩm của Judy Hall về trị liệu bằng đá quý đã được dịch và phổ biến trên toàn thế giới.

Các tác phẩm của Katrina Raphaell (sinh năm 1948)

Katrina Raphaell là một tác giả và nghệ nhân thủy tinh người Mỹ, chuyên viết về trị liệu bằng đá quý và tác động của các tinh thể lên tâm lý và sức khỏe con người. Các tác phẩm của bà bao gồm:

1. "Crystal Enlightenment: The Transforming Properties of Crystals and Healing Stones" (1985)
2. "The Crystalline Transmission: A Synthesis of Light" (1987)
3. "The Crystalline Transmission Volume 2: A Synthesis of Light" (1990)
4. "Crystal Healing: The Therapeutic Application of Crystals and Stones" (1991)
5. "The Crystalline Transmission Workbook: A Course in Crystal Healing" (1994)
6. "The Crystalline Transmission: A Synthesis of Light, Vol. 3" (2015)
7. "The Crystal Trilogy: Crystal Healing, Crystal Therapy, and The Crystalline Transmission"
8. "The Illustrated Guide to Crystals: How to work with and understand crystals and healing stones"

9. "The Crystalline Initiation: A Practical Guide for Self-Mastery"
10. "The Crystalline Illumination: A Crystal Journey Through the Chakras" (1989)
11. "The Alchemy of Crystals" (1990)
12. "The Crystal Trilogy: Crystal Enlightenment, Crystal Healing, and The Crystalline Transmission" (1993)
13. "The Illustrated Guide to Crystals" (1999)

Tóm lại, thời kỳ này là thời kỳ phát triển mạnh mẽ nhất của thạch lý học, do các nền tảng lý thuyết đã hình thành gần đầy đủ, có tính thống nhất và phổ quát cao. Tuy vẫn chưa được xem xét ở mức độ khoa học chính thống, nhưng nền tảng giúp cho thạch lý học được chấp nhận như một phương pháp hợp pháp trong y học có tác dụng hỗ trợ điều trị. Cùng với sự phát triển của trào lưu Tân thời đại (New Age mouvements), thạch lý học được chấp nhận ở tất cả các dạng tôn giáo và tín ngưỡng cũng như thực hành tôn giáo và tín ngưỡng, cho dù cách thức thực hành và niềm tin về chúng có khác nhau. Thời kỳ này chứng kiến sự chọn lọc các lý thuyết thạch lý học: các thuyết cực đoan về thạch lý học bị giảm bớt, các thuyết trung dung về thạch lý học được phát triển và được chấp nhận, đặc biệt là các lý thuyết đơn giản và vô hại trong thực hành. Đây cũng là thời kỳ chứng kiến sự bùng nổ về số lượng sách và tài liệu về thạch lý học trên thế giới. Cũng trong giai đoạn này, các tài liệu về thạch lý học đầu tiên được dịch và biên tập sang tiếng Việt.

THỜI KỲ ĐƯƠNG ĐẠI (THẾ KỶ 21 TRỞ ĐI)

Ở thế kỷ 21, thực ra là 20 năm đầu tiên của thế kỷ 20 này, thạch lý học đã trở thành một phương pháp trị liệu phổ biến ở nhiều nơi trên thế giới. Hiện nay, Thạch lý học đang trở thành một trào lưu thịnh hành và được sử dụng rộng rãi trên toàn thế giới. Các sản phẩm Thạch lý học đã trở nên quá phổ biến kể cả về mặt thương mại, hay sự phổ biến trong quảng cáo chẳng hạn như đá massage, đá nóng lạnh chườm, vòng tay sức khoẻ, … dùng trong hỗ trợ y học cho đến các vật trang trí phong thuỷ, vật trang trí nội thất có tính chất chữa lành và các trang sức chữa lành được sử dụng rộng rãi ở hầu hết các hộ gia đình. Các sản phẩm liên quan đến Thạch lý học đang được phân phối rộng rãi trên thị trường và được sử dụng như một phương tiện để tăng cường sức khỏe, làm đẹp và giúp giảm căng thẳng cho con người. Các nghiên cứu cũng đang tiếp tục được thực hiện để khám phá các lợi ích của Thạch lý học và cách thức nó có thể được sử dụng trong việc chăm sóc sức khỏe. So với thời kỳ trước, một điểm đáng quan ngại là các trào lưu lý thuyết cực đoan về thạch lý học bắt đầu xuất hiện trở lại và được khuyếch trương hơn trước. Danh sách dưới đây chỉ là một số nhà nghiên cứu hiện đại về thạch lý học:

1. Nicholas Pearson (1983 - còn sống) - Tác giả của "The Seven Archetypal Stones: Their Spiritual Powers and Teachings" và nhiều tác phẩm khác.
2. Yulia Van Doren (1987 - còn sống) - Tác giả của "Crystal Healing and Sacred Pleasure: Awaken Your Sensual Energy Using Gemstones and

Tantric Practices" và nhiều tác phẩm khác.
3. Emma Lucy Knowles (1982 - còn sống) - Tác giả của "The Power of Crystal Healing: Change Your Energy and Live a High-Vibe Life" và nhiều tác phẩm khác.
4. Ashley Leavy (1981 - còn sống) - Tác giả của "Crystal Healing for the Whole Being: 10 Practical Techniques for Personal Transformation" và nhiều tác phẩm khác.
5. Phillip Permutt (1953 - còn sống) - Tác giả của "The Crystal Healer: Crystal Prescriptions That Will Change Your Life Forever" và nhiều tác phẩm khác.
6. Michael Gienger (1964-2018): Ông là một chuyên gia về các tác dụng của các loại đá và đã viết nhiều cuốn sách về chữa bệnh bằng đá, trong đó có "Crystal Power, Crystal Healing" (1998) và "Healing Stones for the Vital Organs" (2008) và nhiều tác phẩm khác.
7. Naisha Ahsian (1961 - 2013) - Cộng tác viên của Robert Simmons cho cuốn "The Book of Stones" và nhiều tác phẩm khác.
8. Simon Lilly với cuốn "Crystal Healing: The Complete Practitioner's Guide" - cuốn sách này giới thiệu về các loại đá quý và cách chúng có thể được sử dụng để hỗ trợ sức khỏe và trị bệnh.

THẠCH LÝ HỌC Ở KHU VỰC VĂN HOÁ CHÂU Á

Ngoài khu vực châu Âu và Mỹ, các văn khố về y học

cổ đại của Ấn Độ, Trung Quốc, Hàn Quốc, Nhật Bản, Việt Nam và vùng Đông Nam Á cũng đề cập đến sử dụng đá trong trị liệu. Tuy nhiên, không có những tài liệu chính thức nào để xác nhận việc sử dụng đá quý và khoáng sản trong trị liệu tâm linh trước năm 1900 mà chủ yếu coi đó như phương thuốc trị bệnh lý như các thảo mộc. Các nhà y học và các phương điển châu Á có sử dụng khoáng thạch trong bài thuốc trước năm 1900 bao gồm:

"Shen Nong Ben Cao Jing" (神农本草经) hay Thần Nông Bản Thảo Kinh là một tác phẩm y học cổ truyền của Trung Quốc, được cho là viết bởi vị thần nổi tiếng của Trung Quốc là Shen Nong (神农) hay Thần Nông khoảng 2000 năm trước. Tuy nhiên, các học giả hiện đại cho rằng nó được viết vào thời kỳ Hậu Chiến Quốc (từ thế kỷ thứ 3 trước Công Nguyên đến thế kỷ thứ 1 sau Công Nguyên). Tác phẩm này là một trong những tài liệu y học cổ truyền quan trọng nhất của Trung Quốc và được coi là bản gốc của các tài liệu y học cổ truyền khác. Trong "Shen Nong Ben Cao Jing", được mô tả và giải thích các loại thuốc từ thực vật, động vật và khoáng vật, cũng như cách dùng và chế biến chúng để chữa bệnh. Tác phẩm này đã trở thành cơ sở cho y học cổ truyền và được sử dụng trong hơn 2000 năm để điều trị các bệnh lý. Hiện nay, "Shen Nong Ben Cao Jing" đã được dịch sang nhiều thứ tiếng và vẫn được sử dụng trong y học cổ truyền và nghiên cứu y học hiện đại.

"Huangdi Neijing" (黄帝内经) hay Hoàng Đế Nội Kinh là một tác phẩm y học cổ truyền của Trung Quốc, được cho là được viết bởi Hoàng Đế (黄帝) khoảng 2000 năm trước. Tuy nhiên, các học giả hiện đại cho rằng nó được biên soạn vào thời kỳ Tây Hán (từ năm 206 trước Công Nguyên đến năm 220 sau Công Nguyên). Tác phẩm này là một trong những tài liệu y học cổ truyền quan trọng nhất của Trung Quốc và được coi là bản gốc của các tài liệu y học cổ truyền khác. Cuốn sách này chứa thông tin về cách sử dụng các vật liệu thiên nhiên, bao gồm đá quý và khoáng vật, để hỗ trợ sức khỏe và trị bệnh. Trong kinh, có đề cập đến việc sử dụng đá để chữa bệnh. Cụ thể, tác phẩm này mô tả rằng đá có thể được sử dụng để điều trị một số bệnh lý, nhưng cách sử dụng và loại đá khác nhau tùy thuộc vào từng trường hợp cụ thể. Ví dụ, trong phần Linh Hoạt Đạo (灵活道), tác phẩm mô tả việc sử dụng đá để chữa trị bệnh lý về cơ xương khớp.

"Shennong Bencao Jing" (Thần Nông Bản Kinh) là một tác phẩm về thảo dược cổ truyền của Trung Quốc, được cho là được viết bởi vị vua Shen Nong (神农) hay Thần Nông, một nhân vật huyền thoại trong lịch sử y học Trung Quốc. Cuốn sách này liệt kê hơn 365 loại thực vật và khoáng vật khác nhau. Nó cho biết rõ ràng cách sử dụng những khoáng vật này để điều trị bệnh.

"Bencao Gangmu" (本草纲目) hay Bản Thảo Cương Mục của Li Shizhen (李时珍) hay Lý Thời Trân, là một tác phẩm y học quan trọng được viết bằng tiếng Trung Quốc vào thế kỷ thứ 16. Lý Thời Trân (1518-1593) là một nhà y học và dược liệu học nổi tiếng thời nhà Minh, người Trung Quốc. Lý Thời Trân đã dành hơn 27 năm để viết tác phẩm này và đã sử dụng nhiều nguồn tài liệu và kinh nghiệm thực tiễn để thu thập thông tin. Tác phẩm này bao gồm hơn 1.800 loài thực vật, động vật, khoáng vật và hơn 11.000 biện pháp chữa bệnh, được chia thành 52 phần và 16 quyển. Tác phẩm được dịch sang nhiều ngôn ngữ và được sử dụng như một tài liệu quan trọng trong lĩnh vực y học và dược liệu học.

"Taiping Huimin Hejiju Fang" (太平惠民和劑局方) hay Thái Bình Hội Dân Hòa Tức Cục Phương, là một tài liệu y học cổ truyền của Trung Quốc. Đây là một tập hợp các công thức thuốc được biên soạn bởi triều đại Tống vào thế kỷ 11, được sắp xếp theo từng loại bệnh và triệu chứng. Tác phẩm được biên soạn và xuất bản vào thời kỳ Tống - Nguyên (từ thế kỷ 11 đến thế kỷ 14). Tài liệu này chứa đựng những phương thuốc và công thức chữa bệnh dân gian và được coi là một trong những tài liệu y học quan trọng nhất trong lịch sử Trung Quốc. Tài liệu được tổng hợp từ nhiều tác phẩm y học truyền thống khác nhau và được chia thành 32 quyển với hơn 16,000 loại thuốc và công thức chữa bệnh. Công trình này là kết quả của sự đóng góp của nhiều tác giả vào thời nhà Tống.

"Qian Jin Yao Fang" (千金要方) hay Thiên Kim Yếu Phương là một tác phẩm y học cổ truyền nổi tiếng của Y Tổ Sun Simiao hay Tôn Tư Miêu (581-682). Tác phẩm này được viết vào thời đại Đông Tấn (618-907) và bao gồm hơn 5000 bài thuốc và phương pháp chữa bệnh. Cuốn sách này chứa thông tin về nhiều loại thảo dược, động vật, khoáng vật và các tài nguyên thiên nhiên khác và cách chúng có thể được sử dụng để trị bệnh.

"Ishimpo" (医心方) hay Dược Tâm Phương, còn gọi là 石本医心方 hay Thạch bản Đi tâm phương là một tác phẩm y học cổ truyền của Nhật Bản, được viết bởi Tamura Jukun vào năm 984. Tên gốc của tác phẩm là "Wakan Sansai Zue" (和漢三才図会) hay Hoà Hán Tam Tài Đồ Hội, có nghĩa là "Tổng hợp ba nguồn (y học) của Nhật, Trung và Hàn". Tác phẩm này là một trong những tài liệu y học cổ truyền quan trọng nhất của Nhật Bản, trong đó Tamura Jukun đã sử dụng kiến thức y học từ Trung Quốc và Hàn Quốc và phát triển thành những phương pháp và thuật toán y học riêng cho Nhật Bản. "Ishimpo" tập trung vào cách phân loại các bệnh lý, chẩn đoán bệnh và điều trị bệnh, bao gồm cả sử dụng các loại thuốc và chữa bệnh bằng phương pháp tự nhiên như thực phẩm và các loại thảo dược. Tác phẩm này cũng đề cập đến việc sử dụng các vật liệu tự nhiên khác, bao gồm cả đá và khoáng vật, để chữa bệnh.

"Yamato Honzō" (大和本草) hay Đại Hoà Bản Thảo là một tài liệu y học cổ truyền của Nhật Bản được viết bởi Kajiwara Shōzen vào thế kỷ 17. Tài liệu này đã được viết vào năm 1666 và đã trở thành một tài liệu quan trọng trong lịch sử y học Nhật Bản. Kajiwara Shōzen hay Cái Tự Chính Nhiên (1622-1684) là một bác sĩ và nhà y học cổ truyền của Nhật Bản trong thời kỳ Edo. Ông được biết đến với tác phẩm "Yamato Honzō", một tài liệu y học cổ truyền của Nhật Bản, nói về các loại thảo dược, khoáng sản và động vật được sử dụng trong y học cổ truyền của Nhật Bản. Kajiwara Shōzen được coi là một trong những bác sĩ và nhà y học cổ truyền hàng đầu của Nhật Bản trong thời kỳ Edo. Tài liệu này bao gồm thông tin về các loại thảo dược, khoáng sản và động vật được sử dụng trong y học cổ truyền của Nhật Bản. Nó cũng đề cập đến các phương pháp chẩn đoán và điều trị bệnh, bao gồm cả việc sử dụng đá và khoáng chất để trị bệnh.

"Dongui Bogam" (东医宝鉴) hay Đông Y Bảo Giám. Dongui Bogam là một bộ sưu tập y học được viết vào thế kỷ 17 trong thời kỳ đế quốc Joseon bởi thần y Heo Jun (1539-1615), là nhà y học nổi tiếng trong lịch sử Hàn Quốc. Ông sinh ra ở Yeoju và là con trai thứ hai của một gia đình quý tộc được đào tạo trong y học truyền thống Hàn Quốc. Tên của tác phẩm, "Dongui Bogam", nghĩa đen là "Gương của Y học Đông Á", và nó chứa đựng thông tin chi tiết về y học truyền thống Hàn Quốc và các thực hành y tế vào thời cổ của Hàn Quốc. Cuốn sách này được chia thành năm tập và bao gồm hơn 20.000 đơn thuốc cho các bệnh và bệnh tật khác nhau. Nó cũng bao gồm các mô tả về kỹ thuật châm cứu, phương thuốc thảo dược và lý thuyết y học đã được sử dụng rộng rãi ở Hàn Quốc vào thời điểm đó. Dongui Bogam được coi là một trong những văn kiện quan trọng nhất trong y học Hàn Quốc và đã có ảnh hưởng đáng kể đến y học truyền thống ở Hàn Quốc, Trung Quốc và Nhật Bản. Nó được công nhận là kho báu quốc gia của Hàn Quốc vào năm 1983 và cũng được bao gồm trong danh sách Ký ức Thế giới của UNESCO vào năm

2009. Cuốn sách này chứa thông tin về cách sử dụng nhiều loại đá và khoáng vật khác nhau, để điều trị các bệnh.

Các Y thư Hán Nôm tiêu biểu tại Việt Nam có thể kể đến: Bản thảo ngọc kính cách vật (本草玉镜格物), Lĩnh Nam bản thảo (嶺南本草) do Hải Thượng Lãn Ông biên soạn, Hải Thượng Lãn Ông y tông tâm lĩnh toàn trật (海上懶翁醫宗心領全秩) do Lê Hữu Trác (黎有卓) biên soạn, hay Dược phương dược tính tạp biên (藥方藥性雜編). Nam dược thần hiệu (南藥神效) của Tuệ Tĩnh, Bản thảo phân loại (本草分类). Dược tính phú (藥性賦) gồm hai quyển, trong đó quyển đầu là Dược tính phú (藥性賦) với nội dung là Trạch Viên môn truyền tập yếu thư (澤圓門傳集要書): bao gồm 13 thiên, 7 thiên đầu do La Khê Tả Lĩnh quan tiên sinh (羅溪左領官先生) biên soạn, tả các triệu chứng và phương thuốc điều trị các bệnh: thổ tả, hàn nhiệt, bệnh về huyết, đau bụng, trẻ con, ung nhọt, trúng phong, bệnh thấp, bệnh say nắng, ngã nước, bệnh phụ nữ, ho. Phần 6 thiên sau do Trạch Viên tiên sinh (澤圓先生) tục biên. Quyển sau là Y thư mục lục (醫書目錄), mục lục sách y do Nguyễn Tam Sở người Bắc Ninh ở Thái y viện biên soạn.

"Hải Thượng Y Tông Tâm Lĩnh" (海上醫宗心嶺) là một tác phẩm y học quan trọng trong lịch sử y học Việt Nam, được viết bởi Lê Hữu Trác (黎有晫) vào thế kỷ 18. Lê Hữu Trác (1720 - 1791), Hán văn 黎有晫, hiệu là Hải Thượng Lãng Ông (海上懶翁) là một nhà y học nổi tiếng của Việt Nam thời Lê và là tác giả của nhiều tác phẩm y học cổ truyền. Ông được coi là một trong những bậc thầy y học lớn nhất của Việt Nam, có đóng góp rất lớn trong việc phát triển và duy trì truyền thống y học Việt Nam. Cuốn sách này bao gồm những kiến thức y học cổ truyền, các phương pháp chữa bệnh và phòng bệnh, đặc biệt là trong việc chữa các bệnh thường gặp ở đàn ông và phụ nữ. Cuốn sách được viết bằng chữ Hán và sử dụng thuật ngữ y học cổ truyền, nhưng vẫn được lưu truyền rộng rãi trong dân gian. Nội dung của "Hải Thượng y tông tâm lĩnh" được chia thành 2 phần chính: phần đầu tiên chứa những kiến thức y học cơ bản, bao gồm các nguyên lý về y học, chế độ ăn uống và sinh hoạt, cách phòng bệnh và phương pháp chữa bệnh. Phần thứ hai của cuốn sách tập trung vào cách chữa bệnh cho từng bệnh tật cụ thể, nhưng được sắp xếp theo thứ tự bảy loại bệnh chính của y học cổ truyền, bao gồm: bệnh phong thấp, bệnh tâm thần, bệnh đau nhức, bệnh huyết áp, bệnh phụ khoa, bệnh ngoài da và bệnh khác. "Hải Thượng y tông tâm lĩnh" đã có ảnh hưởng rất lớn đến y học Việt Nam, và được xem là một tài liệu quý giá về y học cổ truyền của đất nước. Cuốn sách này đã trở thành một phần không thể thiếu trong chương trình đào tạo y lọc truyền thống ở Việt Nam và được sử dụng rộng rãi trong cộng đồng y học. Sách có trình bày về cách dùng các khoáng vật để chữa bệnh.

"Nam dược thần hiệu" (南藥神效) là một tác phẩm y học cổ truyền của Việt Nam, được viết bởi danh sư Tuệ Tĩnh trong thời kỳ Trần (thế kỷ 14) khi ông đi sứ sang

Trung Quốc thời nhà Minh. Tác phẩm này chứa đựng các bài thuốc và phương pháp điều trị các loại bệnh thông thường của Việt Nam, dựa trên kiến thức y học cổ truyền và phản ánh quan điểm Phật giáo. "Nam dược thần hiệu" bao gồm 11 cuốn, liệt kê các loại thuốc và 184 loại bệnh từ bệnh truyền nhiễm đến thai nghén, phong thấp và nhiều loại bệnh khác. Tác phẩm này cổ động sử dụng các vật liệu dược thảo của thuốc Nam thay vì thuốc Bắc vốn dùng cả động vật. Mặc dù được viết vào thế kỷ 14, nhưng "Nam dược thần hiệu" không được dâng lên vua ngự lãm cho đến năm 1717 thời Hậu Lê, và khắc in năm 1761. Tác phẩm này được coi là một trong những nguồn tài liệu quan trọng để khảo sát về y học và văn hóa truyền thống của Việt Nam. Trong sách, một số loại khoáng vật cũng được liệt kê thành thuốc chữa bệnh.

Trong kho tàng Y thư Hán Nôm, có tác phẩm Dược tính ca quát (藥性歌括) do Trần Văn Quảng biên dịch và trước tác từ Dược tính ca quát tứ bách vị của Cung Đình Hiền (龔廷賢) đời Minh. Nội dung tác phẩm này gồm các mục như Dược tính ca quát, Chỉ nam lược, Dược tính phú, Hàn tính phú, Nhiệt tính phú, Ôn tính phú, Bình tính phú, Lôi Công bào chế pháp, Lôi công bào chế quốc ngữ ca, Thương hàn dụng dược diễn quốc âm ca, Chủ trị các kinh hàn dược, Ôn quát dược phẩm ca. Trong tác phẩm này[2], các nguồn dược liệu được sử

---

[2] Đinh Thị Thanh Mai, "Giới thiệu văn bản Dược tính ca quát", Tạp chí Khoa học và Công nghệ, Trường Đại học Khoa học Huế, Đại học Huế, tập 10 (2), tr. 55-57, 2017.

dụng đa dạng như có từ thảo mộc như: A nguỳ (阿魏), An tức hương (安息香), Anh quân tử (英君子), Ba đậu (巴豆), Ba kích (巴戟), Bá tử (柏子), Bạc hà (薄荷), Bách bội (百倍), Bạch cập (白芨), hay có nguồn gốc từ động vật như: A giao (阿胶), Áp nhục (鴨肉), Bạch cáp nhục (白鸽肉), Bạch nga (白鹅), Ban miêu (斑蝥), Bàng giải (螃蟹, Hùng hoàng (雄黃)...Hơn hết, các thành phần khoáng thạch cũng được sử dụng đa dạng: Bạch phàn (白攀), Bằng sa (硼砂), Châu sa (硃砂), Dạ minh sa (夜明砂), Dương khởi thạch (陽起石), Diêm thực (鹽食), Hổ phách (琥珀), Hoạt thạch (活石), Huyền minh phấn (玄明粉), Khinh phấn (輕粉), Linh sa (灵砂), Long não (竜腦)...

Tại Tây Tạng, các tác phẩm của Thanh Niệm (1385-1438), còn được gọi là Tashi Namgyal, là một nhà văn học, sử gia và nhà y học Tây Tạng sinh vào thế kỷ 14. Ông được coi là một trong những tác giả quan trọng nhất của truyền thống y học Tây Tạng, với đóng góp to lớn vào việc phát triển các phương pháp chữa bệnh và thuốc Tây Tạng. Ngoài ra, ông còn là một trong những vị sư đại danh của Phật giáo Tây Tạng. Các tác phẩm của Thanh Niệm đã được dịch ra nhiều thứ tiếng và có ảnh hưởng lớn đến y học và văn hóa của các nước châu Á, đặc biệt là Ấn Độ, Trung Quốc và Nhật Bản. Danh sách tác phẩm của Thanh Niệm, một nhà văn học, sử gia và nhà y học Tây Tạng nổi tiếng, bao gồm các tác phẩm sau:

- "Four Tantras" (bốn quyển Kinh): đây là một bộ sách y học Tây Tạng vô cùng quan trọng, bao

gồm các phương pháp chữa bệnh, thuốc và kỹ thuật y học Tây Tạng.
- "Rgyud bzhi rnam par bshad pa" (phần giải thích của Four Tantras): bản dịch và giải thích chi tiết về các phần của Four Tantras.
- "The Great Commentary" (bình giải lớn): một tác phẩm quan trọng về y học Tây Tạng, giải thích rõ ràng về các phương pháp chữa bệnh và thuốc.
- "The Hundred Chapters" (trăm chương): một tập hợp các bài giảng của Thanh Niệm về y học Tây Tạng.
- "The Clarification of the Methods of Accomplishing the Twelve Deeds of Medicine Buddha" (phương pháp hoàn thành mười hai công việc của vị Phật chữa bệnh): một tác phẩm về Phật giáo Tây Tạng, giải thích cách thực hiện các công việc của vị Phật chữa bệnh.
- "The Mirror of Beryl" (gương ngọc): một tập hợp các bài giảng của Thanh Niệm về Phật giáo Tây Tạng.

Trong tác phẩm của mình, Thanh Niệm đã viết về các loại đá và cách sử dụng chúng trong y học. Ông cho rằng các loại đá này có tính chất đặc biệt và có thể được sử dụng để chữa trị các bệnh tật. Ngoài ra, Thanh Niệm cũng đề cập đến cách sử dụng các loại đá này để tạo ra các trang sức và vật phẩm phong thủy, nhằm giúp tăng cường sức khỏe và cân bằng năng lượng trong cuộc sống. Những tác phẩm này đều có ảnh hưởng lớn đến y học và Phật giáo Tây Tạng, và vẫn được sử dụng rộng rãi cho đến ngày nay.

"Sushruta Samhita" của Sushruta - là một tác phẩm y học cổ của Ấn Độ, được viết vào khoảng thế kỷ thứ 6 trước Công Nguyên. Cuốn sách này chứa thông tin về cách sử dụng nhiều loại đá và khoáng vật khác nhau, để điều trị các bệnh.

Ngoài ra, có thể kể thêm một số sách của Phương Tây tổng hợp các tư liệu cổ truyền Phương Đông về việc sử dụng đá để trị liệu. Chẳng hạn như:

1. "Jade Remedies: A Chinese Herbal Reference for the West" của Peter Holmes - cuốn sách này chứa thông tin về các đá quý khác nhau, bao gồm ngọc bích, và cách chúng có thể được sử dụng trong y học phương Đông để trị bệnh.
2. "The Healing Power of Gemstones: In Tantra, Ayurveda, and Astrology" của Harish Johari - cuốn sách này giới thiệu về việc sử dụng đá quý trong các phương pháp trị liệu của y học phương Đông, bao gồm yoga, ayurveda và thần học.
3. "The Complete Book of Chinese Medicine" của Wong Kiew Kit - cuốn sách này được viết bởi một chuyên gia y học Trung Quốc và chứa thông tin về nhiều loại đá quý và khoáng vật có tính chất hỗ trợ sức khỏe và trị bệnh.
4. "Healing Crystals: The A-Z Guide to 430 Gemstones" của Michael Gienger - cuốn sách này chứa thông tin về hơn 400 loại đá quý và khoáng

vật khác nhau và cách chúng có thể được sử dụng để trị bệnh.
5. "The Book of Stones: Who They Are & What They Teach" của Robert Simmons và Naisha Ahsian - cuốn sách này cung cấp thông tin về các loại đá khác nhau và cách chúng có thể được sử dụng để hỗ trợ sức khỏe và trị bệnh.
6. "The Essential Guide to Crystals, Minerals and Stones" của Margaret Ann Lembo - cuốn sách này cung cấp thông tin chi tiết về các loại đá quý và khoáng vật khác nhau và cách chúng có thể được sử dụng để trị bệnh.

Tóm lại, Thạch lý học đã trải qua một quá trình phát triển dài trong lịch sử của loài người. Từ các nền văn hóa cổ đại đến thời hiện đại, Thạch lý học luôn được coi là một phương pháp trị liệu tự nhiên và hiệu quả. Các nghiên cứu cũng đang tiếp tục được thực hiện để khám phá các lợi ích của Thạch lý học và cách thức nó có thể được sử dụng trong việc chăm sóc sức khỏe. Tuy nhiên, Thạch lý học cũng gặp phải nhiều tranh cãi và sự phản đối từ cộng đồng y học truyền thống vì chưa được chứng minh qua các nghiên cứu khoa học. Nhiều bác sĩ và chuyên gia y tế cho rằng, Thạch lý học chỉ là một phương pháp trị liệu thô sơ và không thể thay thế cho các phương pháp y học hiện đại.

Chương hai:

THUYẾT HOÀNG ĐẠO CỦA THIÊN CHÚA GIÁO

Thuyết bản mệnh phương tây liên quan đến Chiêm tinh học và hệ thống mười hai cung hoàng đạo là một trong những triết thuyết cổ xưa về bản thể và thân phận cũng như vận mệnh của con người. Thuyết này gợi ra mối tương quan mật thiết giữa con người và vũ trụ, giữa các chòm sao và vạn vật. Trong đó là mối tương quan giữa con người - chòm sao - khoáng thạch.

GIỚI THIỆU

Thuyết Tây Phương Bản Mệnh là thuyết rất cơ bản của Thạch Lý Học Phương Tây, dựa trên Cung Hoàng Đạo, mười hai cung mỗi cung chủ chế một màu, tùy vào ngày bản sinh mà màu sắc đậm nhạt khác nhau theo thời gian, từ đó luận về đá bản sinh (Birthstones) được dùng nhiều trong văn hóa phương tây. Mặc dù vậy, hầu hết các tài liệu đều xếp tương đối bất đồng, từ thế kỷ 16 trở đi, hầu hết không được thống nhất. Thuyết bản mệnh Phương Tây được ứng dụng rộng rãi trong đời sống từ thế kỷ 18, có tương đối nhiều các dị biệt tùy vào sách. Ở Việt Nam, thuyết này cũng được sử dụng khá nhiều, nhưng không hiểu vì sao trong tất cả các cuốn Thạch Lý Học của Việt Nam, ngoại trừ cuốn Thạch Đá Trị Liệu của Hồ Thanh Trúc và cuốn Tất Cả Về Khoáng Vật Chữa Bệnh Mầu Nhiệm (dịch của Jasper Stones của Nga), đều không nhắc đến thuyết này. Và để tìm hiểu về thuyết bản mệnh Phương Tây thì cần phải tìm hiểu khái quát về Chiêm Tinh Học nói chung, và Cung Hoàng Đạo nói riêng.

    Có thể nói, lịch sử về Chiêm tinh học chính là lịch sử buổi bình minh của văn minh nhân loại. Khi con người bắt đầu nhìn ngắm các vì sao, tính toán và suy tưởng về chúng. Từ " Chiêm" có ý nghĩa là quan sát theo dõi, từ " Tinh" nghĩa là vì tinh tú, vì sao và vì thế " Chiêm tinh học" là môn học quan sát sự vận động của các vì tinh tú trên bầu trời. Từ Astrology[3] cũng bắt nguồn từ tiếng Latinh cổ là Astrologia mà gốc trong tiếng Hi Lạp cổ là αστρολογία, trong đó άστρον - astron có nghĩa là vì sao; còn λογία -logia nghĩa là nghiên cứu, học tập. Ngược dòng thời gian, Chiêm tinh đã được người Lưỡng Hà Mesopotamia sử dụng và phát triển đa dạng. Đường đi của mặt trời thông qua 12 cung Hoàng Đạo, hay đường đi của mặt trăng qua 28 khu vực mà chúng ta hay gọi là Nhị Thập Bát Tú ở Trung Hoa, hay Nakshatra[4] ở Ấn Độ cũng được thừa kế từ những ý tưởng của người Lưỡng Hà[5], khi họ quan sát sự chuyển động của mặt trời và mặt trăng bởi nhu cầu phát triển nông nghiệp.

    Theo tiến trình lịch sử, Chiêm tinh học phát triển ở Babylon, Ai Cập và đến Hi Lạp. Ở đây, Chiêm tinh học bắt đầu có sự biến chuyển lớn khi tiếp hợp với tinh hoa triết học ở Hi Lạp. Một trong những triết gia có ảnh

---

[3] Campion, Nicholas (1982). An Introduction to the History of Astrology. ISCWA.
[4] Jones, H. (2018). "The Origin of the 28 Naksatras in Early Indian Astronomy and Astrology". Indian Journal of History of Science: 317–324.
[5] Philip Yampolsky, 'The origin of the Twenty-eight Lunar Mansions', Osiris, IX (1950), pp.62-83.

hưởng triết học đến Chiêm tinh học phải kể đến là Pythagoras (580-490 TCN) với nền tảng số học, ông quan niệm rằng vũ trụ được cấu tạo nên từ những con số, cũng như vận động dựa trên nền tảng thần số. Pythagoras tin rằng Mặt trời, Mặt trăng hay các thiên thể phát ra tầng số rung động dựa trên quỹ đạo của mình[6] một cách hài hoà và có thể miêu tả bằng các con số và phép tính. Các nhà trong Chiêm tinh thừa hưởng tinh thần các con số trong triết thuyết của Pythagoras. Chính vì thế, các triết gia về sau vẫn giữ nguyên mối tương quan của Thiên văn học, Chiên tinh học, Quang học và Âm nhạc. Cùng với Pythagoras, là Empedocles[7] (490 - 430 TCN) với học thuyết về sự cấu thành Vũ trụ với bốn nguyên tố cơ bản là Đất - Nước - Lửa - Khí. Xa hơn, ý tưởng về bốn nguyên tố còn được khai triển khi cho rằng tính cách con người cũng chứa đựng bốn nguyên tố này.

Tiếp theo Pythagoras và Empedocles, là Hippocrates (460 -370 TCN). Ông được như là người tiên phong và đặt nền tảng cho Y học Phương Tây, đồng thời cũng là người mở lối cho Chiêm tinh y học. Một câu nói nổi tiếng được cho là của Hippocrates với hàm ý rằng người thầy thuốc cần phải hiểu biết về Chiêm tinh như sau: *"a physician without knowledge of astrology has no right to call himself a physician."* Về sau

---

[6] *"...occasionally Pythagoras draws on the theory of music, and designates the distance between the Earth and the Moon as a whole tone, that between the Moon and Mercury as a semitone, ... the seven tones thus producing the so-called diapason, i.e. a universal harmony".* Pliny the Elder (77) pp.277-8, (II.xviii.xx)
[7] Burnet, John (1930) [1892]. Early Greek Philosophy. London: A. & C. Black, Ltd.

này, nhánh Chiêm tinh y học và trị liệu vẫn được các hội kín huyền bí như Rosicrucians hay Theosophy nghiên cứu và phát triển.

Một triết gia khác với đóng góp quan trọng cho Chiêm tinh học Hi Lạp cổ đại ngoài Pythagoras chính là Plato (427 -347 TCN). Nếu như Pythagoras ảnh hưởng đến Chiêm tinh học với các mô hình toán học, thì Plato đóng góp cho Chiêm tinh học với lý thuyết linh hồn đến từ các vì sao[8]. Trong đó, ban đầu các linh hồn gắn liền với các vì sao, sau đó các linh hồn tách rời những vì sao để bắt đầu chuyến hành trình của mình. Chuyện thần thoại của Er (The Myth of Er)[9] được Plato đề cập trong tác phẩm Cộng Hoà (Republic) nhắc đến việc linh hồn chọn lựa số phận cho chính mình. Và trong cuộc hành trình này, linh hồn đến trái đất thông qua các tinh cầu và trong chuyến trở về của mình cũng vậy. Và điểm khác biệt quan trọng giữa Chiêm tinh học Lưỡng Hà và Chiêm tinh học Hi Lạp đó chính là chịu sự ảnh hưởng của Plato nên Chiêm tinh học Hi Lạp mang tính thay đổi, chứa đựng ý chí tự do trong tiến trình luân hồi của linh hồn. Khác với Chiêm tinh học Lưỡng Hà mang tính chất an định, tuân theo trật tự các vì sao (Planetary dictums).

Sau giai đoạn này, Chiêm tinh học tiếp tục được hoàn thiện và phát triển bởi nhà Thiên văn học lỗi lạc Claudius Ptolemy (100 - 170). Một trong ba tác phẩm

---

[8] Campion, Nicholas. The History of Western Astrology, 2009.
[9] Halliwell, S. (2007). "The Life-and-Death Journey of the Soul: Interpreting the Myth of Er". In Ferrari, G. R. F. (ed.). The Cambridge Companion to Plato's Republic. Cambridge: Cambridge University Press. pp. 445–473. ISBN 978-0-521-54842-7.

quan trọng của ông là Apotelesmatiká (Ἀποτελεσματικά), tác phẩm kết hợp giữa Chiêm tinh hoàng đạo và triết học tự nhiên Aristotle. Tác phẩm này thường được biết đến dưới tên gọi Tetrábiblos theo tiếng Hi Lạp hay Quadripartitum theo tiếng La tinh. Đây là cuốn sách kinh điển bậc nhất, mà Chiêm tinh học về sau xem như là Thánh Kinh trong thời gian dài[10]. Sự nổi tiếng của tác phẩm này bởi lẽ nó đề cập đến Chiêm tinh như là một nghệ thuật[11], đồng thời là cuốn luận thư toát yếu các cốt lõi của Chiêm tinh học.

Sau Claudius Ptolemy một gian dài, phải kể đến sự đóng góp to lớn của William Lilly (1602 – 1681) với tác phẩm Christian Astrology vào năm 1647. Đây là tác phẩm về Chiêm tinh học đầu tiên bằng tiếng Anh[12], có vị trí quan trọng trong Chiêm tinh học Phương Tây. Ngày nay, đây vẫn là tác phẩm có giá trị trong các nghiên cứu về Chiêm tinh.

Với sự xuất hiện của Hội Thông Thiên Học (Theosophical)[13] vào năm 1875, mà người sáng lập là Helena Petrovna Blavatsky và Colonel Henry Steel Olcott thì Chiêm tinh học bắt đầu có những biến chuyển mới thông qua các tác phẩm và nghiên cứu của hai nhân vật nổi bật đó là bà Alice Bailey và ông Alan

---

[10] "enjoyed almost the authority of a Bible among the astrological writers of a thousand years or more". Robbins, Ptolemy Tetrabiblos, 'Introduction' p. xii.

[11] Hetherington, Norriss S. Encyclopedia of Cosmology (Routledge Revivals): Historical, Philosophical, and Scientific Foundations of Modern Cosmology Routledge, 8 apr. 2014 ISBN 978-1-317-67766-6

[12] Geneva, Anne (1995). Astrology and the Seventeenth Century Mind: William Lilly and the Language of the Stars. Manchester University Press. ISBN 9780719041549.

[13] Melton, Gordon J. (Sr. ed.) (1990). "Theosophical Society". New Age Encyclopedia. Farmington Hills, Michigan: Gale Research. ISBN 0-8103-7159-6.

Leo, bút danh của William Frederick Allan. Trong đó, Alice Bailey là người phát triển Chiêm tinh học huyền môn (Esoteric Astrology) tập trung vào sự tiến hoá linh hồn của nhân loại, đồng thời bà cũng là một trong những người đầu tiên nhắc đến thuật ngữ New Age và Age of Aquarius[14]. Tác phẩm Esoteric Astrology trong bộ Luận Về Bảy Cung của Alice Bailey là tác phẩm quan trọng có tác động lớn đến Chiêm tinh học hiện đại, những tri thức này Alice Bailey được tiếp nhận từ Trí Tuệ Vĩnh Hằng (Ageless Wisdom) thông qua sự kết nối với Chân sư D.K. Nếu như Alice Bailey là người phát triển Chiêm tinh học huyền môn thì Alan Leo được gọi là cha đẻ của Chiêm tinh học hiện đại (The father of modern astrology)[15]. Ông là một nhà Thông Thiên Học đã kết hợp các ý tưởng về Nghiệp và Luân hồi vào Chiêm tinh học và thông qua Hội Thông Thiên các tác phẩm của ông được phổ biến ở khắp Châu Âu cũng như Châu Mỹ. Alan Leo lấy cung mặt trời của mình là Leo để làm bút danh, đã thúc đẩy việc phân tích cung hoàng đạo theo xu hướng tâm lý, như ông nhấn mạnh Chiêm tinh học là khoa học của tiềm năng và khuynh hướng (Astrology the science of tendencies). Đây là bước ngoặt của Chiêm tinh học hiện đại; trở nên chú trọng vào nội tâm con người hơn là sự kiện, giúp Chiêm tinh trở nên phổ biến hơn với đại chúng.

---

[14] Jenkins 2000. p.87. *"Writers of the 1920s and 1930s presented themselves as advocates of a New Age of occult enlightenment, and Alice Bailey did much to popularize the dual terms 'New Age' and 'Aquarian'"*

[15] Gavin Kent McClung (Tháng Sáu 2000). "What Makes A True Astrologer?". Dell Horoscope.

Từ đây, Chiêm tinh học trở nên đa dạng hơn. Một trong những nhánh quan trọng của Chiêm tinh học hiện đại đó chính là Chiêm tinh học tâm lý được kế thừa từ ý tưởng của Alan Leo và kết hợp với các lý thuyết phân tâm học của Carl Jung về Vô Thức Chung và các Cổ Mẫu. Bằng cách phân tích của Cổ Mẫu trong Chiêm tinh qua đó các xu hướng tâm lý và động lực thúc đẩy con người có thể được làm sáng tỏ. Chiêm tinh học tâm lý lúc này vừa là lý thuyết về sự hình thành nhân cách, cũng vừa là phương tiện để chẩn đoán[16]. Và từ đây, Dane Rudhyar và Chiêm tinh học nhân văn (Humanistic Astrology) bắt đầu phát triển với tác phẩm quan trọng Psychological Astrology. Dane Rudhyar chia sẻ quan điểm cùng với Alan Leo rằng, thay vì cố gắng dự đoán những sự kiện diễn ra bằng Chiêm tinh, thì thông qua Chiêm tinh chúng ta có thể biết được các khuynh hướng diễn ra và tại sao điều đó lại xuất hiện trong đời sống của chúng ta, cũng như tại sao chúng ta lại phản ứng như vậy. Thông qua đó, chúng ta có thể chấp nhận tiềm năng của bản thân và sử dụng chúng tốt nhất có thể.

CÁC CUNG HOÀNG ĐẠO

Việc phân chia ra cung Hoàng Đạo là sự sáng tạo của người Babylon vào khoảng thế kỷ 7 trước công nguyên. Các cung Hoàng Đạo ngày nay xuất hiện lần đầu trong cuộn giấy MUL.APIN khoảng 1000 năm trước Thiên Chúa. Một số biểu tượng có lẽ ra đời sớm hơn từ thời cổ Babylon vào thời đồ đồng. Hệ thống này du

---

[16] Perry, Glen, Dr. What is Psychological Astrology? 2016.

nhập vào Hi Lạp và được sử dụng rộng rãi khoảng thế kỷ 4 trước công nguyên. Chữ Zodiac cũng phát xuất từ tiếng Latin *zōdiacus*, có nguồn gốc từ tiếng Hi Lạp ζῳδιακὸς κύκλος (*zōdiakos kuklos*), có nghĩa là vòng quay động vật ("circle of animals").

Kế thừa hệ thống đó là văn hóa huyền học Hellenistic *(hệ thống huyền học Địa Trung Hải, là sự phức hợp nhiều nền văn hóa đông tây đặc trưng là Hi Lạp, La Mã và Ai Cập, xuất hiện từ khi Ai Cập giao thương buôn bán với người Hi Lạp và sau đó trở thành thuộc quốc của Đế Chế La Mã)* vào khoảng năm 50 trước công nguyên, xuất hiện những tài liệu cổ nhất có cách chia 12 cung (Bia Dendera Zodiac). Đặc biệt quan trọng là Ptolemy với tác phẩm Tetrabiblos được coi là nền tảng của mọi huyền học Châu Âu về Thiên văn học. Cấu trúc của Zodiac được mô tả chính xác lần đầu trong sách *Almagest* thế kỷ thứ 2 sau công nguyên của Ptolemy.

Cũng vào đầu công nguyên này, kiến thức của Babylon được đem vào kinh thánh Hebrew. E. W. Bullinger nhận định sự xuất hiện của Zodiac trong Sách Ezekiel và Sách Khải Huyền những biểu tượng: Lion đại diện cho Leo, the Bull đại diện cho Taurus, Man đại diện cho Aquarius. Cấu trúc hội đồng 12 người đặt tên theo Zodiac của người Do Thái, đã truyền cảm hứng cho hội đồng 12 người ở hầu hết các hội kín và nhất là Tam Điểm. Ernes.L.Martin tìm thấy sự bố trí hội đồng trong chương Tabernacle của Sách Số (Book of Numbers) theo thứ tự của Zodiac, với Judah, Reuben, Ephraim và Dan biểu trưng cho các cung Leo, Aquarius, Taurus và Scorpio.

Ký Hiệu		Hệ Sidereal	Hệ Tropical	Hệ IAU
♈	Aries	Tháng Tư 15 - Tháng Năm 15	Tháng Ba 21 - Tháng Tư 20	Tháng Tư 19 - Tháng Năm 13
♉	Taurus	Tháng Năm 16 - Tháng Sáu 15	Tháng Tư 21 - Tháng Năm 21	Tháng Năm 14 - Tháng Năm 16
♊	Gemini	Tháng Sáu 16 - Tháng Bảy 15	Tháng Năm 22 - Tháng Sáu 20	Tháng Sáu 20 - Tháng Bảy 20
♋	Cancer	Tháng Bảy 16 - Tháng Tám 15	Tháng Sáu 21 - Tháng Bảy 22	Tháng Bảy 21 - Tháng Tám 9
♌	Leo	Tháng Tám 16 - Tháng Chín 15	Tháng Bảy 23 - Tháng Tám 22	Tháng Tám 11 - Tháng Chín 15
♍	Virgo	Tháng Chín 16 - Tháng Mười 15	Tháng Tám 23 - Tháng Chín 22	Tháng Chín 16 - Tháng Mười 30
♎	Libra	Tháng Mười 16 - Tháng Mười Một 15	Tháng Chín 23 - Tháng Mười 22	Tháng Mười 31 - Tháng Mười Một 22
♏	Scorpius	Tháng Mười Một 16 - Tháng Chạp 15	Tháng Mười 23 - Tháng Mười Một 21	Tháng Mười Một 23 - Tháng Mười Một 28
⛎	Ophiuchus	Không có tương ứng		Tháng Mười Một 29 - Tháng Chạp 17
♐	Sagittarius	Tháng Chạp 16 - Tháng Giêng 14	Tháng Mười Một 22 - Tháng Chạp 21	Tháng Chạp 18 - Tháng Giêng 17
♑	Capricorn	Tháng Giêng 15 - Tháng Hai 14	Tháng Chạp 22 - Tháng Giêng 20	Tháng Giêng 18 - Tháng Hai 15
♒	Aquarius	Tháng Hai 15 - Tháng Ba 14	Tháng Giêng 21 - Tháng Hai 19	Tháng Hai 16 - Tháng Ba 11
♓	Pisces	Tháng Ba 15 - Tháng Tư 14	Tháng Hai 20 - Tháng Ba 20	Tháng Ba 12 - Tháng Tư 18

Tính Chất và Biểu Tượng Các Cung Hoàng Đạo

Bắt đầu từ Bạch Dương đi đến Song Ngư, vòng tròn hoàng đạo là một chu trình của cuộc sống, từ xuân sang đông lại tới xuân. Từ sự khởi đầu đến kết thúc, rồi lại khởi đầu. Nó thể hiện sự luân chuyển không ngừng nghỉ của thời gian trong đời sống.

Mỗi cung hoàng đạo, tương ứng với một ngôi nhà trong chiêm tinh. Đồng thời, các cung hoàng đạo mô tả những tính chất của phần nào đó trong con người được sinh ra trong khoảng thời gian của cung đó. Hãy hình dung các hành tinh đại diện cho những sự kiện sẽ xuất hiện, thì các nhà trên tinh đồ là nơi mà sự kiện đó sẽ xuất hiện và cung hoàng đạo sẽ thể hiện cách thức mà bản thân chúng ta sẽ phản ứng lại với sự kiện đó. Dưới đây là các từ khoá miêu tả tiềm năng và khuynh hướng của các cung Hoàng Đạo, cũng như là biểu tượng của chúng.

- **Bạch Dương** (21.3-20.4): Vòng Hoàng Đạo với biểu tượng cho chu kì của Vũ Trụ, thì với tư cách là cung đầu tiên trong vòng Hoàng Đạo thì Bạch Dương mang theo năng lượng khởi thuỷ mang theo động lực đầu tiên như tiếng sét báo hiệu cho mùa xuân đến sau mùa đông dài, người Ấn Độ liên kết biểu tượng tinh thần Bạch Dương với Parabrahman[17]; trung tâm khởi nguyên của các nguồn lực vũ trụ. Vì thế, Bạch Dương mang theo những tiềm năng sau: Độc lập, tiên phong, nghị lực, vội vàng, bốc đồng. Chủ động, xung đột, quyết đoán. Lãnh đạo, dẫn

---

[17] SAUNIER, Marc. La Légende des symboles, philosophiques, religieux et maçonniques, Paris, 1911.

đầu. Gây hấn, bướng bỉnh, độc đoán, thiếu khoan dung, không bền bỉ.
- **Kim Ngưu** (21.4-20.5): Cung Hoàng Đạo thứ hai chính là Kim Ngưu, tượng trưng cho sự tiến hoá về mặt năng lượng từ Bạch Dương theo hướng mãnh liệt đến ổn định. Biểu thị cho cây cỏ từ mặt đất bắt đầu mọc lan tràn khi mùa xuân về. Chính vì thế, Kim Ngưu mang theo những tiềm năng: An toàn, thận trọng, bảo thủ, sở hữu. Kiên quyết, tận tụy, bền bỉ. Ổn định, đáng tin tưởng. Thực tế, dè dặt, truyền thống, tham lam, ham muốn vật chất.
- **Song Tử** (21.5-20.6): Biểu tượng của cung Hoàng Đạo thứ ba là Song Tử biểu hiện tính nhị nguyên một cách rõ rệt. Nguồn năng lượng từ Bạch Dương và Kim Ngưu giờ đây được phân tách triệt để như đêm và ngày, như sống và chết. Song Tử về cơ bản mang trong nó những nguồn năng lượng đối nghịch nhau. Vì thế, Song Tử mang theo những tiềm năng: Linh hoạt, thông minh, đa dạng. Tò mò, thích học hỏi, nhanh trí, khả năng thích ứng tốt. Dễ mâu thuẫn nội tâm, bồn chồn, hiếu động, thiếu tập trung, dễ thay đổi.
- **Cự Giải** (21.6-21.7):Là Cung Hoàng Đạo mang nguyên tố nước đầu tiên trong vòng Hoàng Đạo. Bạch Dương là lửa, Kim Ngưu là đất, Song Tử là khí. Cự Giải là nước bề mặt, giáo phái Orphism xem Cự Giải như cánh cổng để linh hồn tiến vào quá trình hiện thân. Cự Giải có mối liên hệ với mặt trăng, trong quá trình mặt trăng chuyển hoá giữa thế giới trần thế và cõi giới vô hình. Vì vậy, Cự Giải mang

theo các tiềm năng: Gia đình, chăm sóc, phụ thuộc, trung thành. Tình cảm, che chở, trực giác, nhạy cảm. Dễ tổn thương, suy tư, lười biếng, ích kỷ, cố chấp, hão huyền.

- **Sư Tử** (22.7-21.8): Nếu như Cự Giải mang theo năng lượng của mặt trăng, thì Sư Tử tượng trưng cho ánh sáng của mặt trời. Khi đêm chuyển thành ngày. Sư tử bùng cháy sức mạnh tinh thần và cảm xúc, soi sáng mọi vật trong địa hạt của Cự Giải, tượng trưng cho ánh sáng bên trong linh hồn. Bởi vậy, Sư Tử mang theo những tiềm năng: Phóng khoáng, đáng mến, tự tin. Rộng rãi, hào sảng, có xu hướng chia sẻ nhiều về bản thân, trọng danh dự. Thích được chú ý và tìm kiếm sự quan tâm. Kiêu ngạo, độc đoán, xu hướng muốn lãnh đạo.

- **Xử Nữ** (22.8-21.9): Xử Nữ[18] là Cung Hoàng Đạo mà người Ai Cập cổ tin rằng có sự tương đồng với với nữ thần Isis. Cung Hoàng Đạo này có chủ tinh chi phối là Thuỷ Tinh. Xử Nữ tượng trựng cho trạng thái cân bằng của linh hồn giữa cái thái cực; đôi khi Cung Hoàng Đạo này còn liên quan đến biểu tượng ấn triện của vua Solomon[19] (Hai biểu tượng lửa nước đan xen tạo nên ngôi sao sáu cánh). Nên vì thế, Xử Nữ mang theo những tiềm năng: Chi tiết, hoàn hảo, phân tích và cẩn trọng. Kỹ tính, nghiêm khắc, tìm kiếm sự hoàn hảo, sạch sẽ và ngăn nắp, tận tâm. Hay phê phán; chỉ trích, u sầu, kén chọn, dễ lo sợ.

---

[18] SENARD, M. Le Zodiaque. Lausane, 1948.
[19] MERTENS STIENON, M. L'Occultisme du zodiaque. Paris, 1939

- **Thiên Bình (22.9-21.10):** Thiên Bình là Cung Hoàng Đạo được biểu thị bởi hình ảnh của đồ vật là chiếc cân. Nên Cung này tượng trưng cho sự giao hội giữa trật tự và hỗn loạn, công bằng và bất công, thiện và ác. Một mặt, Cung trước đó của Thiên Bình là Xứ Nữ tượng trưng sự thăng hoa hoàn hảo. Mặt khác, Cung đằng sau Thiên Bình là Bọ Cạp để hiện những vùng tối sâu thẳm. Nên chính vì thế, Cung Thiên Bình mang theo những tiềm năng: Chia sẻ, hài hòa, dễ chấp nhận. Duyên dáng, hòa đồng, có khả năng giao tiếp, cân bằng, thích giúp đỡ, thích yên bình. Có khiếu thẩm mỹ. Thờ ơ, thiếu khả năng bộc lộ cảm xúc, không dứt khoát, thiếu kiên định.
- **Bọ Cạp (22.10-21.11):** Nếu như Cự Giải là nước bề mặt, thì Bọ Cạp là nước đáy sâu. Bọ Cạp là nơi chứa đựng những cảm xúc sâu thẳm và mạnh mẽ cực đoan. Ở Bọ Cạp là biểu tượng của cái chết và sự tái sinh diễn ra trong đời sống tinh thần. Ở mức độ cao hơn, Cung Bọ Cạp có biểu tượng chính là sự khai phóng tinh thần tự do. Nên chính vì thế, Bọ Cạp mang theo những tiềm năng: Mãnh liệt, quyến rũ, cực đoan, bí ẩn. Mạnh mẽ, huyền bí, thấu suốt. Dễ mỉa mai châm biếm, đầy lòng thù hận, bí hiểm, ghen ghét, đố kị, đa nghi, bạo lực.
- **Nhân Mã (22.11-21.12):** Nếu như ngọn lửa ở Cung Bạch Dương là sấm sét, ở Cung Sư Tử là mặt trời, thì ngọn lửa của Nhân Mã chính là Cầu Vồng. Ở Nhân Mã là tính biểu tượng của con người hoàn chỉnh, bởi Nhân Mã mang thân ngựa mình người. Cung tên tượng trưng cho tinh thần khát cầu chân lý và trí

tuệ. Nên vì thế, Nhân Mã mang theo các tiềm năng: Lạc quan, hi vọng, tự do, đam mê. Ham học hỏi, triết lý, phóng khoáng; phóng đại, niềm tin vào tâm linh/tín ngưỡng, khám phá phiêu lưu. Uyên bác. Đôi khi có quan điểm cực đoan, huênh hoang; nông cạn, lỗ mãng.

- **Ma Kết:** (22.12-20.1): Cung Ma Kết xuất hiện trong thời gian mùa đông của vòng Hoàng Đạo, khi mà các giới hạn bắt đầu xuất hiện đòi hỏi sự nỗ lực phi thường. Bản thân Ma Kết với biểu tượng nhị nguyên rõ rệt, hình tượng con dê tượng trưng cho vùng núi cao còn thân cá lại tượng trưng cho vùng nước thẳm. Nên bản chất của Ma Kết là sự phân cực giữa tham vọng và tham lam. Nên chính vì thế, Ma Kết mang theo những tiềm năng: Tham vọng, chăm chỉ, trách nhiệm, truyền thống, tháo vát, thực tế, tiết kiệm. Ích kỷ, tham lam, bi quan, khắt khe, độc đoán, mù quáng, thiếu vị tha.

- **Bảo Bình** (21.1-19.2): Biểu tượng của Cung Hoàng Đạo này gợi cho người ta liên tưởng đến những dòng nước chảy xiết của cơn lũ, báo hiệu sự thay đổi của chu trình. Bắt đầu đêm của Brahma, khi trật tự chuyển đổi thành hỗn độn. Nên vì thế, Bảo Bình mang theo tiềm năng: Cá tính, độc đáo, sáng tạo, tiến bộ, nhân đạo. Thông minh, độc lập, tự do. Khó gần, tự cô lập, tính cách tùy hứng, phiêu lãng, khó dự đoán trước, bất định.

- **Song Ngư** (20.2 -20.3): Cung Hoàng Đạo cuối cùng này có sự liên hệ mật thiết với nước nguyên thuỷ. Nội hàm bên trong của Song Ngư là sự chấm dứt, lẫn tín hiệu của chu trình tiếp theo. Nên vì thế, Song Ngư mang theo những tiềm năng: Cảm xúc, trực giác, nhân ái, dễ cảm thông, sáng tạo, mơ mộng. Có khả năng về nghệ thuật, tâm linh. Thường hi sinh cho người khác. Đa cảm, thiếu thực tế, dễ khuất phục, bi quan, chần chừ, thiếu quyết đoán.

	Lửa	Nước	Khí	Đất
Thống Lĩnh	Bạch Dương	Cự Giải	Thiên Bình	Ma Kết
Kiên Định	Sư Tử	Bọ Cạp	Bảo Bình	Kim Ngưu
Linh Hoạt	Nhân Mã	Song Ngư	Song Tử	Xử Nữ

ĐÁ BẢN MỆNH HAY BIRTHSTONES

Cho đến nay, có nhiều giả thuyết về nguồn gốc của Đá bản mệnh hay Birthstones. Có người cho rằng, nguồn gốc của việc sử dụng đá liên quan đến ngày sinh có nguồn gốc từ mười hai viên đá từ tấm bảng trên ngực Aaron được ghi chép lại trong Sách Xuất Hành (Book of Exodus) tương ứng với mười hai Cung Hoàng Đạo và mười hai tháng trong năm[20].

Mặt khác, nhiều người tin rằng việc sử dụng đá ngày sinh chịu ảnh hưởng bởi quan niệm "As Above, So Below", mà có thể hiểu rằng "trên sao, dưới vậy". Những viên đá quý là sự phóng chiếu ánh sáng của các

---

[20] Kunz, George F. (1913). The curious lore of precious stones. Lippincott

thiên thể, nơi linh hồn con người bắt nguồn[21]. Không chỉ người Phương Tây, mà người Ấn Độ cũng tin rằng các viên đá có sự liên kết sâu sắc với bầu trời[22]. Trong Chiêm tinh học Vệ Đà, có chín loại đá liên quan đến Navagraha; thường được biết đến trong tiếng Sanskrit là Navaratna (Nine gems). Navagraha là trật tự các tinh tú bao gồm mặt trời và mặt trăng, Navagraha vận động và ảnh hưởng đến con người. Và khi một đứa trẻ sinh ra, một lá số chiêm tinh sẽ được lấy và người ta sẽ biết nên đeo những loại đá gì để tránh các vận hạn trong đời mình.

Vào năm 1912, Hiệp hội quốc gia về kim hoàn Hoa Kì (National Association of Jewelers) mà ngày nay được gọi là Jewelers of America đã họp tại Kansas và đưa ra hệ thống cho Đá sinh hiện đại, sau đó, Hội đồng công nghiệp trang sức Hoa Kì (The Jewelry Industry Council of America)[23] đã cập nhật danh sách Đá sinh này vào năm 1952. Thêm vào đó là Alexandrite, Citrine và Tourmaline Hồng. Năm 2002, Hiệp hội thương mại đá quý Hoa Kì (The American Gem Trade Association) tiếp tục bổ sung vào danh sách đá Tanzanite[24], sau đó là Spinel[25] vào năm 2016. Hiệp hội thợ kim hoàn quốc gia Anh (Britain's National Association of Goldsmiths) cũng

---

[21] Gleadow, Rupert (2001). The Origin of the Zodiac. Dover Publications.
[22] Johari, Harish (1986). The Healing Power of Gemstones: In Tantra, Ayurveda, and Astrology. Destiny Books.
[23] Knuth, Bruce G. (2007). Gems in Myth, Legend and Lore (Revised edition). Parachute: Jewelers Press.
[24] Grande, Lance; Augustyn, Allison (2009). Gems and Gemstones: Timeless Natural Beauty of the Mineral World. University of Chicago Press. p. 335. ISBN 0226305112.
[25] National Jeweler Magazine, "JA, AGTA Add Spinel as Tháng Tám Birthstone

đưa ra bảng danh sách Đá Bản Mệnh của riêng mình vào năm 1937[26]. Có thể nói, Đá bản mệnh đang dần trở thành một chuẩn mực phổ thông trong việc lựa chọn những viên đá quý cho bản thân, bởi lẽ ngoài giá trị trang sức thì những viên đá còn mang lại cho chủ nhân của nó những giá trị tinh thần.

Trong thuyết này, chúng ta có thể nhắc vài ví dụ minh hoạ điển hình như Clear Quartz (Thạch Anh) Người ta coi nó có tác dụng thanh tẩy và thanh lọc cơ thể, được sử dụng từ rất lâu đời cho việc chữa trị. Thạch anh là loại đá truyền thống được sử dụng trong chữa trị y học từ xưa bởi nhiều dân tộc. Theo truyền thống thuyết Hoàng Đạo, Thạch Anh được coi là hộ mệnh của tháng 4 ứng với cung Aries. Một số quan điểm hiện đại cho rằng: loại đá này cũng hộ mệnh cho Nhân Mã (Sagittarius) và Song Ngư (Pisces). Hay còn dành cho những người có yếu tố trội liên quan đến Nhân Mã (Sagittarius) và Song Ngư (Pisces) trong bản đồ sao. Trong hệ thống Chiêm Tinh Hiện Đại, Pisces được gáng cho Hành tinh Neptune (mới phát hiện sau này). Loại đá này giúp trấn giữ các mối quan hệ của nhà chiêm tinh thứ 2 và 9: tượng trưng cho tài sản, tiền bạc (nhà Lucrum) và du hành, du lịch (nhà Iter). Dành hỗ trợ cho những người có vấn đề với tiền bạc hay gặp vận rủi, những người muốn đi du lịch, hay di cư không được xuông sẻ, thúc đẩy tiền bạc và thường xuyên du hành. Ngoài ra, nó còn bảo trợ về các ngành nghề địa lý và cấu trúc nói chung (Dante Alighieri). Dành cho những

---

[26] Osborne, Harold, ed. (1985). The Oxford Companion to the Decorative Arts. Oxford University Press. p. 513. ISBN 978-0192818638.

người làm trong lĩnh vực liên quan đến các địa lý và du lịch như hướng dẫn viên du lịch, phi công, hoa tiêu, tài xế, cục địa dư, tàu hỏa, khảo cổ, xây dựng cầu đường ...

Trường hợp Diamond hay kim cương, xuất phát từ tiếng Hi Lạp αδάμας (adámas), có nghĩa là cứng không thể vỡ. Loại đá quý này hộ mệnh cho cả 12 nhà theo quan điểm hiện đại, nhưng Chiêm Tinh Hiện Đại đồng hóa Aeon với Uranus (mới phát hiện sau này) và gáng cho nó cung Aquarius. Aeon là vòng trời chứa nước lỏng (nên có màu xanh) trong đó 12 cung hoàng đạo được dán lên trên một dãy Aeon gọi là dãy ngân hà, tạo thành vòng quay thứ 8 của cung hoàng đạo sau 7 vòng quay của bảy hành tinh, nằm ở lớp ngoài cùng. Những người theo phái 13 cung Hoàng Đạo hay gáng vị trí huyền học của Aeon cho cung thứ 13, cung Xà Phu. Ngoài ra, người ta cũng có thể gáng giá trị Aeon cho sao Uranus, vì vậy, nó được xem là trấn giữ cung Aquarius. Theo truyền thống, loại đá quý này không trấn giữ cung nào theo Chiêm Tinh Cổ, nhưng trấn giữ ở Vị Trí Con Rồng (Dragons), ở hai vị trí đầu rồng và đuôi rồng, Chiêm Tinh gọi là Caput Draconis và Cauda Draconis, tiếng Việt hay dịch là La Hầu và Kế Đô. Không có quan niệm chính thức cho hai vị trí này. Thông thường, người ta coi nó là đại diện cho tính tốt và xấu trong mỗi con người. Vì vậy, nó thúc đẩy các mối quan hệ về con người và bản chất con người.

TỔNG KẾT

Người ta có nhiều cách để phân loại Đá bản mệnh để phù hợp với Cung Hoàng Đạo hay Nguyên Tố mà Cung Hoàng Đạo ấy sở hữu. Và ngày nay, việc lựa chọn

Đá bản mệnh dựa trên ngày sinh hay Cung Hoàng Đạo cũng trở nên phổ biến hơn nhiều. Và việc nắm bắt được bản thân tương ứng với Cung Hoàng Đạo nào là một chỉ dẫn cần thiết để giúp sở hữu chính xác viên đá tháng sinh của bản thân.

Chương ba:

THUYẾT LUÂN XA CỦA ẤN ĐỘ GIÁO

Một trong những thuyết cổ xưa nhất liên quan đến bản thể con người chính là Thuyết Luân Xa. Chương này tập trung nghiên cứu về lịch sử hình thành, phát triển và các quan điểm về học thuyết này. Mặt khác, chương này cũng đề cập đến những ứng dụng hiện đại của thuyết luân xa trong lĩnh vực Thạch lý học.

GIỚI THIỆU

Luân Xa hay Chakra là một triết thuyết cổ đại về bản thể con người, bắt nguồn từ văn hoá Ấn Độ cổ đại. Luân Xa được nhắc đến sớm nhất trong những kinh điển Vệ Đà giai đoạn từ 1500 - 500 TCN, từ Chakra[27] có thể được tìm thấy trong các Áo Nghĩa Thư như Shri Jabala Darshana Upanishad, Cudamini Upanishad, Yoga-Shikka Upanishad và Shandilya Upanishad. Người ta thường gọi Luân Xa là các bánh xe của sự sống, hay các trung tâm năng lượng của cơ thể. Tri thức

---

[27] Chakra: Religion, Encyclopaedia Britannica

về Luân Xa cũng như phương pháp thực hành Luân Xa từ xa xưa được xem là những tri thức bí truyền trong vài dòng tu Ấn Giáo và Mật tông Phật Giáo[28].

Truyền thống văn hoá Ấn Độ nhìn nhận về bản thể con người[29] đồng thời tồn tại ở hai dạng là cơ thể vật chất (Sthula sarira) và cơ thể vi tế (Sukshma sarira), cơ thể vật chất được thể hiện với khối lượng còn cơ thể vi tế lại biểu diễn bằng năng lượng. Cơ thể bằng năng lượng của con người được nối bằng những kênh dẫn truyền năng lượng gọi là Nadi[30], chảy qua những trung tâm năng lượng là Chakra. Người ta tin rằng, có đến 88,000 Luân Xa quanh cơ thể con người. Trong đó, các Luân Xa chính dao động từ bốn đến bảy tuỳ theo mỗi truyền thống. Và mỗi Luân Xa chính lại có mối quan hệ mật thiết với các màu sắc, hình dạng, âm thanh, cơ quan tri giác cũng như các nguyên tố tự nhiên khác nhau.

Thuyết Luân Xa hiện đại được trình bày trong trào lưu Thời Đại Mới (New Age) bởi các lãnh tụ Thông Thiên Học như Johann Georg Gichtel, hoặc Yoga như Swami Sivananda. Từ nguyên thủy trong tiếng Sanskrit Cakra ☐☐☐☐ mang ý nghĩa là "bánh xe" hay "vòng tròn", các luân xa được miêu tả như là xếp thành một cột thẳng từ gốc của cột sống lên đến đỉnh đầu, liên

---

[28] Lochtefeld, James G. (2002). *The Illustrated Encyclopedia of Hinduism: A-M*. Rosen Publishing Group. p. 137. ISBN 978-0-8239-3179-8.
[29] Sharma, Arvind (2006). *A Primal Perspective on the Philosophy of Religion*. Springer Verlag. pp. 193–196. ISBN 978-1-4020-5014-5.
[30] Trish O'Sullivan (2010), *Chakras*. In: D.A. Leeming, K. Madden, S. Marlan (eds.), *Encyclopedia of Psychology and Religion*, Springer Science + Business Media.

quan tới một số chức năng tâm sinh lý, một khía cạnh của nhận thức, đánh dấu bởi một màu sắc nào đó. Chúng thường được hình tượng hóa bằng các hoa sen với số cánh khác nhau cho mỗi luân xa. Các luân xa được cho là đem lại năng lượng cho cơ thể và có liên quan đến các phản ứng của cơ thể, tình cảm hay tâm lý của một người, là các điểm chứa năng lượng sống (Prana, cũng được gọi là Shakti) lưu chuyển giữa các điểm đó dọc theo các đường chảy (gọi là Nadis). Sâu xa hơn về nguồn gốc, ý niệm và hệ thống Luân Xa bắt nguồn từ truyền thống Vệ Đà, được tìm thấy trong các Áo Nghĩa Thư (Upanishad).

Áo Nghĩa Thư chính là tập đại thành của triết lý Ấn Độ từ cổ chí kim. Toàn bộ hệ thống triết lý đồ sộ được biên khảo trong các bộ Upanishad tập trung luận giải cho câu hỏi: *"Cái gì là thực tại đầu tiên tối cao duy nhất, là căn nguyên của tất cả mà khi nhận thức được nó, người ta sẽ biết được tất cả vũ trụ"*[31]. Lời giải đáp nằm ở Tinh thần Vũ trụ tối cao với thể cách hiện hữu của nó là Đại Ngã (Brahman) và Tiểu Ngã (Atman), mà tinh tuý nhất trong Áo Nghĩa Thư chính là quan điểm rằng Cái Atman ấy chính là Brahman. Brahman có thể xem như là Tinh thần, Nguyên lý tối cao vũ trụ, là Cái Toàn thể vô cùng vô tận hiện hữu trong từng cá thể hữu hạn. Bản thân Brahma là cái Toàn thể: *"Brahman là cái ở đằng trước, Brahman là cái ở đằng sau, Brahman là cái ở bên phải, Brahman là cái ở bên trái, Brahman ở chót vót trên cao và ở tận cùng đáy sâu"*[32]. Brahman là cái khởi nguồn, là cội rễ

---

[31] *The Upanishad* Volume 1 (1959), Bonanza Books, New York, p.293.
[32] *The Upanishad* Volume 4 (1959), Bonanza Books, New York, p.293-294.

của vạn hữu, là tối sơ nguyên nhân của mọi tồn tại bởi vì *"cái do đó mọi vật sinh ra, cái nhờ đó mọi vật sinh trưởng, cái trong đó mọi vật nhập vào sau khi tiêu tan, cái đó chính là Brahman"*[33]. Theo Shankara có hai thế giới tượng trưng cho tiểu ngã và đại ngã là thế giới hiện tượng và thế giới bản thể. Thế giới của tiểu ngã có thần sáng tạo là Ishvara với đầy rẫy Maya và Avidya (ảo ảnh và vô minh). Thế giới còn lại là thế giới của đại ngã của Brahman; thực thể thuần túy là nguồn gốc của mọi tiểu ngã; thượng đế là vạn vật.

Sự thực con ơi, cái thực thể tế vi mà con không tri giác được chính là cái thực thể tế vi ấy mà cây và này đã mọc lên được. Con ơi, con hãy tin rằng cái thực thể tế vi ấy đã tạo thành ra cả thế giới, toàn thể vũ trụ. Đấy là thực tại, đấy là ATMAN, Tự ngã. Chính con là cái ấy (TAT TVAM ASI), hỡi Cvetaketu." (Chandogya Upanishad, quyển VI, 1:12-13)

Chính thế, Brahman hiện hữu trong mỗi con người: *"Trong con người ta có một chỗ ở của Brahman, chỗ ấy nằm trong lòng trái tim"*[34]. Cốt lõi của tri thức, chính là tìm thấy bản thể bí mật của vũ trụ, rồi đắm chìm với Brahman, vượt ra khỏi sự phù du của vạn vật, siêu việt thiện ác. Vì thế, lý trí là sự bất lực; mà chỉ có thể đạt được minh triết bằng sự tận hiến và trầm mặc. Brahman là thường hằng, không thể nhận biết bằng tri giác, chỉ có thể qua trực giác. Thế gian mà con người đang tranh đấu, chỉ là hiện tượng và vô minh, linh hồn nào đã hợp nhất cùng Brahman thì không có làm điều ác nữa. Kẻ

---

[33] *The Upanishad* Volume 4 (1959), Bonanza Books, New York, p.67.
[34] Doãn Chính (2017), *Veda-Upanishad Những bộ kinh triết lý tôn giáo cổ Ấn Độ*, Nhà xuất bản Chính trị Quốc gia Sự thật, Hà Nội, tr.698.

nào hữu ý làm hại người khác là đang sống trong Maya. Để làm được những điều ấy, thì phải từ bỏ xã hội, từ bỏ chính mình, không màng danh lợi và coi sự đau khổ cũng như cái chết chỉ là Maya.

Và như thế, con người cần phải lên đường bước vào bên trong, để kiếm tìm Brahman ngự nơi tim mình, không thể kiếm tìm bên ngoài, đây là tất yếu để hướng đến *"cái mà chúng ta phải tìm kiếm cho bằng được và đó cũng là điều mà mọi người ước ao được am hiểu"*[35]. Khi đó, Cái đại ngã và tiểu ngã ấy, chỉ khi cái cá biệt hòa nhập vào toàn thể, thì sự luân hồi vô tận mới chấm dứt: *"một khi đã nhận rằng Atman và Brahman chỉ là một thì cái đời sống vật vờ, lang thang của linh hồn, và nhiệm vụ sáng tạo của Brahman (tức Ishvara), tức khắc chấm dứt."* Trong quan điểm đó, Luân Xa chính là những cánh cổng mà kẻ kiếm tìm phải lần lượt băng qua để mở ra cái nhìn mới, để kết nối bản thân cùng vũ trụ, như Brahma và Atman cùng một nhịp thở, để phát huy năng lượng và sức mạnh vũ trụ tiềm ẩn của bản thân.

Ý NGHĨA CỦA TỪNG LUÂN XA

Quay trở lại, hệ thống lý thuyết về Luân Xa hiện đại ở phương Tây được giới thiệu đầu tiên trong các tác phẩm của Sir John Woodroffe là The Serpent Power năm 1919, và cuốn sách The Chakras (1927) của Charles W. Leadbeater; trong tác phẩm này, ông đã giới thiệu các màu sắc tương ứng với các luân xa. Cũng theo ông,

---

[35] Doãn Chính (2017), *Veda-Upanishad Những bộ kinh triết lý tôn giáo cổ Ấn Độ*, Nhà xuất bản Chính trị Quốc gia Sự thật, Hà Nội, tr.698.

có bảy luân xa chính, theo thứ tự từ trên đỉnh đầu xuống như sau:

1. Luân xa đỉnh đầu (Crown chakra): gồm có 2 vòng, vòng bên trong có 12 cánh và vòng bên ngoài 960 cánh.
2. Luân xa trán (Brow chakra): gồm có 96 cánh, chia thành hai nửa với 48 cánh.
3. Luân xa cuống họng (Throat chakra): có 16 cánh
4. Luân xa tim (Heart chakra): nằm gần quả tim, có 12 cánh
5. Luân xa rốn (Navel chakra): có 10 cánh
6. Luân xa lá lách (Spleen chakra): có 6 cánh
7. Luân xa gốc (Root chakra): có 4 cánh

Các học giả phương Tây cũng nhận thấy rằng, dường như có nhiều tên gọi tồn tại để chỉ đến một khái niệm chung về cơ thể năng lượng của con người, và các ý tưởng này không chỉ nằm riêng trong Ấn giáo hay Phật giáo mà còn xuất hiện với tầng suất cao trong các nền văn hoá riêng biệt với những tên gọi như Subtle body, Spirit body, Esoteric anatomy, Sidereal body hay Etheric body. Các học giả như Geoffrey Samuel và Jay Johnston sau khi nghiên cứu sâu sắc nhiều nền văn hoá giữa Đông và Tây, đã nhận thấy điểm chung này của nhân loại:

Ideas and practices involving so-called 'subtle bodies' have existed for many centuries in many parts of the world. (...) Virtually all human cultures known to us have some kind of concept of mind, spirit or soul as distinct from the physical body, if only to explain experiences such as sleep and dreaming. (...) An important subset of subtle-body practices, found particularly in Indian and Tibetan Tantric traditions, and in similar Chinese practices, involves the idea of an internal 'subtle physiology' of the body (or rather of the body-mind complex) made up of channels through which substances of some kind flow, and points of intersection at which these channels come together. In the Indian tradition the channels are known as nadi and the points of intersection as cakra.[36]

Nhà nghiên cứu Adalbert Schneider[37] đã nhận thấy rằng: lý thuyết bản thể con người qua sự vận động của các Luân Xa có mối quan hệ mật thiết với các trung tâm thần kinh, cũng như các cơ quan chính trong cơ thể. Theo ông, cơ chế hoạt động của Luân Xa liên quan đến các nguồn lực đối trong với nhau thông qua cơ chế kích thích và ức chế, giống như hai chất dẫn truyền thần kinh đối lập nhau là Glutamate[38] và GABA[39]. Khi não bộ và hệ thần kinh bị kích thích bởi Glutamate thì tần suất hưng phấn kích thích tăng cao, ngược lại, khi não bộ bị chi phối GABA thì khả năng hoạt động sẽ giảm xuống, yên tĩnh hơn và sự đồng bộ giữa các vùng não giảm xuống.

Có thể thấy, các lý thuyết về Luân Xa đã có từ rất xa xưa, nhưng những ý tưởng về cơ chế hoạt động cũng

---

[36] Samuel, Geoffrey; Johnston, Jay (2013). Religion and the Subtle Body in Asia and the West: Between Mind and Body. Routledge. pp. 1–5. ISBN 978-1-136-76640-4.
[37] Adalbert Schneider, A Brief History of the Chakras in Human Body, Herdecke University, Germany, 2019.
[38] Y. Zhou and N. C. Danbolt, Glutamate as a neurotransmitter in the healthy brain, 2014
[39] Powers ME, Yarrow JF, McCoy SC, Borst SE (2008). "Growth hormone isoform responses to GABA ingestion at rest and after exercise". *Medicine and Science in Sports and Exercise.*

như sự liên kết với các trung tâm thần kinh quan trọng của con người lại rất giống với các quan điểm khoa học hiện đại. Cấu trúc của các Luân Xa được miêu tả như là xếp thành một cột thẳng từ gốc của cột sống lên đến đỉnh đầu. Mỗi Luân Xa được xem là các điểm chứa năng lượng sống, thường được hình tượng hóa bằng các hoa sen với số cánh khác. Như đã nói, toàn thân mỗi người đều có bảy khu vực Luân Xa chính, có chứa năng lượng hào quang khu trú tại nhiều phần khác nhau trên cơ thể, đều có gốc là cột sống lưng, trừ Luân Xa xương trán ở trên đỉnh đầu (não bộ). Mỗi Luân Xa tập trung vào một trong số các tuyến nội tiết của cơ thể và nhiệm vụ của nó là kích thích sự sản xuất hóc-môn. Chính những hóc-môn này điều hành toàn bộ các chức năng của các cơ quan nội tạng trong người.

Theo các nghiên cứu của hội Thông Thiên Học[40], bản thể con người được bao phủ bởi vô vàn các đường từ lực, chúng tiếp nhận năng lượng từ môi trường xung quanh (Prana) và cao hơn. Theo đó, năng lượng được các kênh Nadis dẫn truyền khắp cơ thể và tác động thông qua hệ thống Luân Xa, từ đó thúc đẩy các tuyến nội tiết ảnh hưởng đến hoạt động con người. Các Nadis có vai trò cực dương trong hệ thống năng lượng, còn hệ thần kinh với vô số các dây thần kinh, các búi rối và trung tâm thần kinh lại là phần cực âm hay là Externalization của các Nadis. Cuối cùng, các Luân Xa được biểu hiện ngoại vi thông qua hệ thống tuyến nội tiết.

---

[40] Bailey, Alice A. Esoteric Healing, Lucis Trust,1953.

Luân xa	Tuyến nội tiết
Luân xa đỉnh đầu	Tuyến tùng (Pineal gland)
Luân xa trán	Tuyến yên (Pituitary body)
Luân xa cuống họng	Tuyến giáp trạng (Thyroid gland)
Luân xa tim	Tuyến ức (Thymus gland)
Luân xa tùng thái dương	Tuyến tuy (Pancreas)
Luân xa xương cùng	Tuyến sinh dục (The gonads)
Luân xa đáy cột sống	Tuyến thượng thận (Adrenal glands)

Ba hệ thống này đang xen vào nhau hết sức phức tạp. Nó thúc đẩy sinh lực của con người, vận chuyển các nguồn năng lượng. Cũng theo đó, các tài liệu của Hội Thông Thiên Học cho rằng sự hoạt động của các Luân Xa trong cơ thể người bình thường hoạt động không đồng đều.

Cuốn "A Treatise on Cosmic Fire" đề cập đến mỗi giai đoạn tiến hoá tâm linh của từng cá nhân sẽ có một tam giác gồm ba Luân Xa hoạt động mạnh mẽ[41]. Năng lượng của các Luân Xa có khuynh hướng chảy ngược từ thấp đến cao, khi một Luân Xa bậc thấp phát triển mạnh, nguồn năng lượng từ nó sẽ chảy đến Luân Xa

---

[41] Bailey, Alice, A Treatise on Cosmic Fire. Lucis Publishing. 1925

bậc cao tương ứng. Trong hệ thống Luân Xa, có ba con đường cơ bản về sự dịch chuyển năng lượng đó là: năng lượng di chuyển từ của Luân Xa xương cùng đến Luân Xa cuống họng, năng lượng chuyển từ Luân Xa tùng thái dương chuyển đến Luân Xa tim, và năng lượng của Luân Xa gốc chuyển đến Luân Xa đỉnh đầu. Ngoài ra, còn nhiều tuyến đường dịch chuyển năng lượng phức tạp khác. C.W. Leadbeater cho rằng đường kính luân xa của người nằm trong khoảng từ 5cm đến 15cm[42], và theo sự tiến hoá tâm thức của con người thì Luân Xa càng phát triển mở rộng.

Muladhara Hay Luân Xa Số 1

Muladhara hay là Luân Xa gốc liên quan đến bản năng, sự sống nguyên bản và các tiềm năng cơ sở của con người. Trung tâm Luân Xa này nằm ở vùng giữa cơ quan sinh dục và hậu môn, nên còn được gọi là Luân Xa đáy cột sống. Luân Xa này được cho là liên kết đến tuyến thượng thận ở bên trong (Inner adrenal glands), gọi là Adrenal medulla, chịu trách nhiệm thúc đẩy bản năng sinh tồn khi sự sống sinh thể bị đe dọa. Nên chính vì thế, Hội Thông Thiên Học tin rằng "Chính Ý chí Hiện tồn (Will-to-be in incarnation) là yếu tố quyết định mức độ hoạt động của luân xa nầy[43]." Đồng thời, luồng Hoả

---

[42] *The Chakras* (1927) (published by the Theosophical Publishing House, Wheaton, Illinois, USA)
[43] It is responsive only to the will aspect, and the will-to-be in incarnation is the factor which at present controls its life and produces its effects as it feeds and directs the life principle in matter and form. Just as we are told that the life principle is "seated in the heart," so the will-to-be is seated in the base of the spine.

Xà Kundalini nằm cuộn tròn nằm nghỉ trong cơ thể con người.

Chính vì thế, Luân Xa này được biểu tượng bằng hoa sen với 4 cánh. Màu: Đỏ. Theo các thánh thư Vệ Đà, Luân Xa này được xuất phát từ "Bà mẹ vũ trụ", hay chính là biểu hiện của ý chí hiện hữu. Nên khi Luân Xa hoạt động yếu, lập tức con người trở nên trầm uất, bạc nhược và có thể dẫn đến tình trạng ngất xỉu hôn mê. Ngược lại, khi Luân Xa này hoạt động quá chứng lại dẫn sự suy kiệt quá độ, hay các vấn đề liên quan đến tính dục.

Swadhisthana Hay Luân Xa Số 2

Swadhisthana hay là Luân Xa xương cùng được xem là ở vùng háng, và liên quan đến các cảm xúc cơ bản, tính dục và sự sáng tạo thuộc về vật chất. Chính vì thế, Luân Xa này là tương ứng với tinh hoàn hay buồng trứng, thúc đẩy sản xuất ra nhiều loại nội tiết tố tình dục khác nhau có trong chu kì sinh sản. Luân Xa này được biểu tượng hóa bởi một hoa sen với 6 cánh, và màu da cam. Nếu Luân Xa xương cùng tượng trưng cho năng lượng sáng tạo vật chất, thì khi nó hoạt động mạnh thì năng lượng sẽ được dẫn truyền đến Luân Xa cuống họng, nơi đại diện cho năng lượng sáng tạo tinh thần; đồng thời, năng lượng của nó sẽ được thanh tẩy tại Luân Xa tùng thái dương. Người ta tin rằng, khi chu trình dịch chuyển năng lượng này hoàn tất, con người sẽ có sự thăng hoa tiến hoá. Trong trạng thái bình thường, luồng năng lượng dịch chuyển giữa ba Luân Xa bậc thấp là xương cùng, đáy cột sống, lá lách giúp duy trì sự sống, kiến tạo và duy trì hình hài vật chất, cân bằng sinh lực. Nên một trong ba Luân Xa này bị tắt nghẽn hay hoạt động quá mức sẽ khiến cho năng lượng sống chịu ảnh hưởng, dẫn đến các biến đổi liên đới tới sức khoẻ.

Manipura Hay Luân Xa Số 3

Manipura hay là Luân Xa búi mặt trời có liên quan đến sự chuyển đổi từ phàm ngã đến chân ngã; Luân Xa này được gọi là Nhật Tâm (the heart of the sun) của trạng thái phàm ngã, là cánh cổng chuyển hoá của trạng thái này, biến đổi dục vọng trở thành ước vọng, nơi mà con người thoáng thấy thượng đế trong mình[44]

Luân Xa này được cho là liên quan đến tuyến tụy (Pancreas) và các tuyến thượng thận nằm phía bên ngoài (Adrenal glands). Những tuyến này đóng những vai trò quan trọng trong sự chuyển hoá năng lượng từ vật chất đến tinh thần, là hình ảnh thực tế là sự tiêu hóa, sự chuyển đổi từ thức ăn thành năng lượng cho cơ thể. Luân Xa này hình tượng hóa bởi hoa sen với 10 cánh, có màu: Vàng. Đặc tính của Luân Xa này chính là sức nóng, vì vậy nó tượng trưng cho ngọn lửa của sự thanh tẩy, do tập trung tất cả các năng lượng bên dưới trước khi được đưa lên các phần bên trên của cơ thể. Mặt khác, những vấn đề rối loạn, bệnh tật của các cơ

---

[44] The solar plexus is a reflection in the personality of the "heart of the sun," just as the heart center is. It is the central factor in the life of the personality for all humanity below the grade of probationary disciple. At that point the mind definitely begins to function, however faintly. It is the outlet—if such a word can be used—of the astral body into the outer world, and the instrument through which emotional energy flows. It is the organ of desire. It is of supreme importance in the life of the average man, and its control is a vital goal for the aspirant. He must transmute desire into aspiration.

quan bên dưới như bao tử, gan đều do rối loạn hoạt động của Luân Xa này tác động

Anahata Hay Luân Xa Số 4

Anahata hay là Luân Xa tim nằm ở phía sau lưng ở giữa hai bờ vai, là Luân Xa tượng trưng cho tình yêu toàn thể, trí tuệ minh triết. Luân Xa này được hình tượng hóa bởi một hoa sen với 12 cánh, có màu Xanh lá cây. Đây là nơi mà năng lượng của Từ Bi và Bác Ái được nuôi dưỡng. Năng lượng ở Luân Xa này liên quan đến hệ miễn dịch tự thân, đồng thời là khả năng chữa lành những vấn đề năng lượng tinh thần của tha nhân.

Luân Xa này nuôi dưỡng khả năng thấu cảm và chia sẻ cảm xúc của cá thể với đại chúng, không có sự phân biệt nào hiện hữu ở đây. Sự phát triển của Luân Xa này, là sự tinh luyện bên trong, gạn bỏ những cảm xúc thuộc rung động năng lượng bậc thấp như ích kỷ, kiêu căng, tham lam, đố kị. Đồng thời, thúc đẩy sự tăng trưởng của các rung động bậc cao như thấu cảm, bác ái, vị tha...Sự tiến hoá ở Luân Xa này, mở ra những viễn kiến lớn lao ở con người, giúp trái tim nhân loại mở rộng.

Vishuddha Hay Luân Xa Số 5

Vishuddha hay là Luân Xa cuống họng liên quan đến sự sáng tạo tinh thần, được thể hiện qua truyền đạt thông tin và diễn đạt ý tưởng. Luân Xa này liên kết với tuyến giáp (Thyroid), một tuyến cũng nằm trong cuống họng, sản xuất nội tiết tố (Hormone) điều khiển sự lớn lên và trưởng thành của cơ thể (Thyroid hormone). Luân Xa này được hình tượng hóa bằng một hoa sen có mười sáu cánh, có màu: Xanh da trời.

Luân Xa này tương ứng với Thổ tinh và tinh thần Akasha, đại biểu cho tiềm năng vô tận của nó. Những rung động phát ra ở Luân Xa này là một điều khác biệt lớn lao giữa nhân loại và động vật, tạo nên sự diễn đạt và ngôn ngữ. Nên vì thế, những rung động tốt đẹp đến từ đây có thể giúp con người thức tỉnh, ngược lại với thái độ thù hận, lời nói nhuốm màu tiêu cực dễ khiến các bệnh tật liên quan đến khu vực Luân Xa này xuất hiện. Khi Luân Xa này cộng hưởng rung động với vũ trụ, sẽ đạt đến trạng thái siêu thức, người tập luyện có khả năng nghe được các giọng nói, hơi thở và cả tiếng nhạc từ xa vọng đến.

Ajna Hay Luân Xa Số 6

Ajna hay là con mắt thứ ba, Luân Xa giữa hai chân mày được nối với tuyến yên. Ajna là Luân Xa của thời gian và nhận thức về ánh sáng, với hình tượng hóa bởi một hoa sen hai cánh và có màu sắc: chàm (xanh đậm). Hội Thông Thiên Học cho rằng hai thùy của tuyến yên tương ứng với hai cánh của Luân Xa Ajna. Đây là một giao điểm quan trọng, khác biệt với những Luân Xa gắn liền với các cơ quan nội tạng trước đó, Luân Xa khó kích hoạt hay khai mở ở trạng thái chủ động hơn.

Nhưng một khi khai mở, thì nhận thức con người sẽ bước qua một ngưỡng mới. Nên vì thế, nhiều nền văn hoá cổ đều lấy hình ảnh con mắt thứ ba làm biểu tượng cho thần thông lẫn trí tuệ; đây là một ám chỉ khi con người đạt đến mức độ nhận thức ở tầng số rung động cao sẽ nhìn thấy được bản chất thực sự của vũ trụ, không còn bị thế giới hiện tượng che lấp. Những vấn đề liên quan đến tai mắt, não và trán đều nằm ở việc Luân Xa này bất hoạt hay hoạt động quá mức.

Sahasrara Hay Luân Xa Số 7

Sahasrara hay là Luân Xa vương miện được cho là Luân Xa của ý thức thuần khiết, Luân Xa chủ lực chi phối tất cả các Luân Xa khác. Vai trò của nó giống như vai trò của tuyến tùng, tiết ra các nội tiết tố (hormone) để tác động phần còn lại của hệ thống các tuyến nội tiết, và cũng nối với hệ thần kinh trung ương thông qua vùng não. Luân Xa này có hình tượng hóa bằng hoa sen với ngàn cánh, với màu sắc Tím hoặc Trắng bạc. Luân Xa này nằm trên đỉnh sọ, tượng trưng cho ý thức bản nguyên của con người, chứa đựng thần tính. Hào quang của Luân Xa này giống như mặt trời toả ra hàng ngàn tia lửa lấp lánh ánh vàng, với 12 cánh hoa lớn màu trắng ánh vàng kim và 960 cánh hoa nhỏ hơn bao bọc chung quanh. Khi con người đạt được thể ngộ thượng đế hay rung động siêu thức, Luân Xa này hoạt động trở nên mạnh mẽ hơn như ngọn lửa vàng rực rỡ

Sự luận giải về đá của Thuyết Luân Xa

Theo quan niệm trong Áo Nghĩa Thư, thì Atman chính là hiện tượng mà Brahma là bản thể. Nên con người về bản chất có sự liên hệ mật thiết với vũ trụ, nhà khoa học Carl Sagan đã chia một quan điểm tương đồng với các Upanishad: *"Nitơ trong DNA của chúng ta, canxi trong răng, sắt trong máu, carbon trong bánh táo chúng ta ăn, tất cả được tạo ra trong lòng các ngôi sao đang sụp đổ."*

Chúng ta được tạo nên từ các vì sao[45]." Trong mối liên kết đó, thảo mộc và khoáng thạch đều có sự liên hệ nhất định với con người. Ánh sáng lan toả ra từ trung tâm năng lượng của con người cũng có mối liên hệ với ánh sáng màu sắc của vạn vật.

Trong đó, năng lượng Luân Xa gốc tương ứng màu đỏ đen, Luân Xa xương cùng ứng màu cam phấn hồng, Luân Xa thái dương ứng màu vàng, Luân Xa tim ứng màu xanh lá, Luân Xa họng ứng màu xanh lam, Luân Xa trán ứng màu chàm tím, Luân Xa vương miện ứng màu trắng và tím nhạt. Những kết nối đầy rực rỡ màu sắc này là các kết nối năng lượng, chúng có thể kích hoạt hay ức chế các kênh dẫn truyền năng lượng. Và sự cân bằng có thể được tạo ra thông qua sự kết nối giữa con người và tự nhiên, giữa các Luân Xa và các khoáng thạch có màu sắc tương ứng. Cụ thể, **Luân Xa số 1** phù hợp với các tinh thể đá có màu đen và đỏ, như mã não đỏ, Bloodstone, Boji, Calcite đỏ, Carnelian, đồng đỏ, ngọc hồng lựu, Hematite, Obsidian, thạch anh hồng, ruby, Saphia đen,...

Luân Xa số 2 phù hợp với các loại đá có màu xanh thẫm như đá Mã Não xanh, đá Aquamarine,...

Luân Xa số 3 phù hợp với các loại đá có màu vàng, bao gồm hổ phách, Amblygonite, Ametrine, Beryl vàng, citrine, thạch anh khói, saphia vàng, ngọc mặt mèo,...

---

[45] "The nitrogen in our DNA, the calcium in our teeth, the iron in our blood, the carbon in our apple pies were made in the interiors of collapsing stars. We are made of starstuff."

Luân Xa số 4 phù hợp với các loại đá màu lục hay hồng như: aventurine lục, calcite lục, charoite, grossularite, ngọc bích,, kunzit, saphia xanh lục,...

Luân Xa số 5 phù hợp với các loại đá màu xanh lam như: tinh thể mã não xanh, amazonite, angelite, calcite lam, chalcedolny lam, larimar, malchite, saphia lam, shattuckite, tourmaline lam, ngọc lam,...

Luân Xa số 6 phù hợp với các loại đá màu chàm như: angelite, azeztulite, azurite, calcite lam, charoite, iolite, lapis lazuli, arimar, lepidolite,...

Luân Xa số 7 phù hợp với các loại đá màu tím và không màu, bao gồm: thạch anh tím, ametrine, angelite, danburite, thạch anh trong suốt, selenite, sugilite, phenacite,...

Trong thuyết này, chúng ta có thể nhắc đến vài trường hợp điển hình như: Amethyst - Thạch Anh Tím với năng lượng theo Thuyết Chakra: màu Tím ứng với Luân Xa Vương Miện Sahasrara (Hoa Sen Ngàn Cánh) giúp cho chủ thể: tăng cường tư tưởng, nhận thức và suy nghĩ, tác động tuyến yên, nội tiết tố, não bộ, tác dụng cải thiện điểm yếu trong tư tưởng nhận thức hay suy nghĩ. Dành cho những người bị căng thẳng thần kinh, hoặc có hoạt động trí não không tốt. Dành cho các ngành nghề liên quan đến việc suy nghĩ, tư duy như nhà nghiên cứu, nhà kinh doanh, xã hội chính trị gia ...

Hay như đá Mắt Ưng (Hawk's Eye) đại diện cho khí, phương tây và mùa xuân. Năng lượng theo Thuyết Chakra: Màu Lam ứng với Luân Xa Cổ Họng Vishuddha (Hoa Sen Mười Sáu Cánh) sẽ giúp cho chủ thể khơi thông và tăng cường giao tiếp, truyền thông tin và diễn đạt ý tưởng. Đặt viên đá ở vị trí cổ họng, hoặc ở giữa nhân trung, nơi có luân xa. Tác động tuyến giáp, cuống họng, giọng nói, lưỡi. Tác dụng cải thiện điểm yếu trong giao tiếp, hay diễn đạt ý tưởng. Dành riêng cho các ngành nghề liên quan đến việc giao tiếp như diễn thuyết gia, chính trị gia... hoặc liên quan đến diễn đạt tư tưởng như nhà văn, nhà thơ, nhà báo.... hoặc đơn thuần liên quan đến việc nói như phát thanh viên, phát ngôn viên, buôn bán đối ngoại ...

Mỗi loại đá mang một tính chất và cộng dụng riêng, nhưng đều có tác dụng cộng hưởng với các Luân Xa tương ứng. Tuỳ theo tình trạng Luân Xa hoạt động quá mức hay bị tắt nghẽn mà phát sinh các vấn đề sức khoẻ tương ứng, thì năng lượng của các loại đá phù hợp có thể điều hoà và cân bằng lại trật tự dòn chảy năng lượng giữa các Luân Xa, thông qua đó giúp cơ thể hồi phục trạng thái bình thường.

TỔNG KẾT

Những tri thức cổ xưa đến từ các thánh thư Vệ Đà về Luân Xa hay bản thể con người, đưa đến những hướng mới đi mới trong đời sống hiện đại; khi mà các vấn đề liên đới tới tâm lý, tinh thần con người, năng lượng sống ngày các được quan tâm. Sự kết hợp tri thức cổ xưa để giải quyết các vấn đề hiện đại là con đường mới cũng là khuynh hướng chủ đạo trong tương lai. Khi mà các thế hệ trẻ bắt đầu quan tâm đến việc kết nối với bản thân, chữa lành và tỉnh thức.

Với các phương tiện khoa học kỹ thuật hiện đại, giờ đây những phương pháp trị liệu kết hợp tri thức cổ xưa trở nên đầy triển vọng và chứa đựng tiềm năng để phát triển.

Chương bốn:

THUYẾT SINH THỤ CỦA DO THÁI GIÁO

Khi bàn đến Thạch Lý Học không thể không nhắc đến hệ thống lý thuyết tương ứng giữa các loại khoáng thạch và màu sắc trên Sinh Thụ của hội kín huyền Bí Thelema thông qua tác phẩm kinh điển Liber 777 của Aleiser Crowley. Mặc dù học thuyết huyền bí của Thelema, cũng như hệ thống Kabalah ít được biết đến ở Việt Nam nhưng lại là những kiến thức quan trọng trong huyền học Âu Mỹ hiện đại, các hội kín như Tam Điểm, Thập Tự Hồng Hoa, Bình Minh Ánh Kim đều dành sự quan tâm với hệ thống Kabalah. Thelema là một trong những triết thuyết huyền bí quan trọng của thế kỷ XX, có ảnh hưởng sâu sắc phong trào phát triển tâm linh tại các quốc gia Âu Mỹ. Tuy nhiên, triết thuyết này vẫn chưa được nhiều người Việt Nam biết đến một cách rộng rãi. Bài luận này tập trung khái quát về triết thuyết huyền bí này, cũng như chỉ ra mối liên kết giữa nó và Thạch lý học hiện đại.

GIỚI THIỆU

Thelema là một hội kín huyền bí, được phát triển bởi Aleister Crowley[46] vào khoản đầu 1900. Aleister Crowley là nhà huyền học người Anh, người được xem như là tiên tri thời đại mới. Tên gọi Thelema bắt nguồn từ tiếng Hi Lạp cổ đại là "θέλημα" có nghĩa là Ý Chí. Nên chính vì thế, các nguyên tắc tâm linh cốt lõi của Thelema xoay quanh Ý Chí thực sự (True Will)[47] mà cụ thể: những người thực hành theo truyền thông Thelema lắng nghe và kiếm tìm con đường khám phá Ý Chí thực sự của chính bản thân họ, thông qua đó thực hiện những điều mà Ý Chí thực sự của họ mong muốn (Do what thou wilt). Thelema quan niệm rằng, mỗi người đều là một vì tinh tú trong vũ trụ, đều có không gian riêng và độc lập với nhau lẫn tương tác cùng nhau. Chính vì thế, Luật lệ của Thelema chính là tình yêu. Thelema đưa ra ý tưởng bản thể thật sự của luật lệ trật tự chính là tình yêu (Love is the law, love under will), chính tình yêu được thúc đẩy bởi ý chí thực sự hay là ý chí thần thánh nằm sâu bên trong vũ trụ của mỗi con người.

Với Thelema, dòng chảy lịch sử được thể hiện qua các thời đại là: Thời đại của nữ thần Isis (Æon of Isis), thời đại của Osiris (Æon of Osiris) và sau đó là thời đại mới của Horus (Æon of Horus). Triết thuyết của Thelema được Aleister Crowley kế thừa và phát triển

---

[46] Moore, John S. "Aleister Crowley as Guru", 2016-02-05 at the Wayback Machine, Chaos International, Issue No. 17.
[47] Crowley, Aleister. Aleister Crowley, Liber XIII vel Graduum Montis Abiegni: A Syllabus of the Steps Upon the Path, Hermetic website, retrieved July 7, 2006.

trên các nền tảng như Thần bí học phương Tây mà đặc biệt là Kabalah, Minh triết phương Đông và Thuật Du Già (Yoga). Chính tư tưởng của Crowley và Thelema đã truyền cảm hứng lớn lao cho sự phát triển của Wicca hiện đại cũng như sự trỗi dậy của chủ nghĩa Đa Thần hiện đại (Modern Paganism). Nhà nghiên cứu Hugh Urban[48] tin rằng, học thuyết của Thelema mang đến sự giao thoa và ảnh hưởng đến tinh thần của khoa học hiện đại.

Aleister Crowley[49] sinh năm 1875 mất năm 1947, là nhà huyền học danh tiếng với cuốn Liber 777 mà bất cứ nhà nghiên cứu Huyền học và Kabbalah đều phải biết đến. Thành viên hội Tam Điểm Scotland và thành viên cao cấp của Hội Bình Minh Ánh Kim (Golden Dawn), là học trò xuất sắc của S.M.Mathers. Là người đề xướng cũng là Đại tư tế đầu tiên của Huyền Học Thelema, sáng lập viên của Hội Đền Thánh Phương Đông (Ordo Templi Orientis hay O.T.O). Ông dành cả đời nghiên cứu Huyền học và Kabbalah, đặc biệt là Sinh Thụ[50] (Tree of Life).

Aleister Crowley xuất thân trong một gia đình giàu có ở Royal Leamington Spa, theo học ở Đại học Cambridge. Sau khi gia nhập Hội Bình Minh Ánh Kim, Crowley bắt đầu chu du khắp nơi trên thế giới. Ông

---

[48] Urban, Hugh B. (2012). "The Occult Roots of Scientology?: L. Ron Hubbard, Aleister Crowley, and the Origins of a Controversial New Religion". Nova Religio: The Journal of Alternative and Emergent Religions.
[49] Booth, Martin (2000). A Magick Life: The Biography of Aleister Crowley. London: Coronet Books. ISBN 978-0-340-71806-3.
[50] Còn được dịch là Sinh Thụ.

đến Ấn Độ[51] để tham học về Ấn giáo và Phật giáo. Về sau tại Cairo ở Ai Cập, Crowley tuyên bố về sự liên lạc với thực thể siêu nhiên có tên gọi là Aiwass[52]. Thực thể Aiwass đã mang đến cho ông Cuốn sách Luật (The Book of the Law), về sau là nền tảng cơ bản của Thelema[53] và đánh dấu cho sự bắt đầu của thời đại Horus.

HUYỀN HỌC CỦA THELEMA

Vũ trụ quan trong triết thuyết của Thelema[54] bắt nguồn từ các vị thần Ai Cập cổ, trong đó tối cao là nữ thần bầu trời Nuit, thường xuất hiện dưới hình dạng người nữ khoả thân mang theo bầu trời đêm trong mình. Tiếp đó, là thần của thời gian và dịch chuyển Hadit. Thần Hadit được miêu tả trong Liber AL vel Legis như là ngọn lửa bùng cháy trong trái tim của mỗi con người, là phần lõi của mọi ngôi sao. Vị thần tiếp theo trong Vũ trụ quan Thelema chính là Ra-Hoor-Khuit, liên kết với mặt trời và năng lượng ma thuật theo quan điểm cuả Thelama, và là một hoá thân của thần Horus. Các vị thần khác gồm: Babalon là nữ thần của sự khoái lạc, thường được miêu tả với hình ảnh người nữ cưới con quái thú mà trong đó quái thú tượng trưng cho bản năng hay năng lượng tự nhiên của con người. Bên

---

[51] Djurdjevic, Gordan (2014). India and the Occult: The Influence of South Asian Spirituality on Modern Western Occultism. New York City: Palgrave Macmillan. ISBN 978-1-137-40498-5. OCLC 59483726.
[52] Kaczynski, Richard (2010). Perdurabo: The Life of Aleister Crowley (1st ed.). Berkeley, California: North Atlantic Books. ISBN 978-0-312-25243-4.
[53] DuQuette, Lon Milo (2003). The Magick of Aleister Crowley: A Handbook of Rituals of Thelema. San Francisco: Weiser. ISBN 978-1-57863-299-2.
[54] Orpheus, Rodney. Abrahadabra: Understanding Aleister Crowley's Thelemic Magick, pp. 33–44. Weiser, 2005. ISBN 1-57863-326-5

cạnh đó, thần Hoor-paar-kraat trong niềm tin của Thelema tượng trưng cho sự im lặng và sức mạnh bên trong.

Nhưng các vị thần trong Thelema không phải là khách thể bên ngoài, mà các vị thần ấy biểu hiện bên trong nội tâm của con người. Sách luật của Thelema[55] đưa ra ý tưởng không có vị thần nào hiện hữu ngoài con người (There is no god but man). Thelema cho rằng thông qua sự tinh luyện tâm trí bên trong, con người có thể bóc tách các lớp mặt nạ để tìm thấy Chân Ngã của mình (True self). Và thần thánh chính là con người đã hoàn thiện chính mình, như trong thuật giả kim biến chì thành vàng. Người thực hành Thelema thông qua các phương pháp bí truyền để biến chuyển nội tâm từ phàm thành thánh. Như trong sách Nuit để cập ý tưởng về thiên đường bên trong, *"I am Heaven and there is no other God than me, and my lord Hadit."*

Thelema tin rằng Vũ trụ bắt nguồn từ một nguồn cội, được gọi là Nuit. Quan điểm nhất nguyên về Vũ trụ này tương đồng với khái niệm Đạo trong tư tưởng Lão Trang. Vạn vật biểu hiện trong Vũ trụ đều có mối tương quan với nhau. Và với Thelema thì mối tương quan ấy được thể hiện qua sơ đồ Sinh Thụ hay Tree of Life.

KABALAH VÀ SINH THỤ HAY CÂY SỰ SỐNG (TREE OF LIFE)

---

[55] Urban, Hugh. Magia Sexualis: Sex, Magic, and Liberation in Modern Western Esotericism. University of California Press, 2006. ISBN 0-520-24776-0

Kabalah[56] là một hệ thống huyền bí, bắt nguồn từ Do Thái Giáo với tên gọi קבלה, có nghĩa là "Điều được tiếp nhận", ám chỉ việc trao truyền bí mật giữa thầy và trò trong truyền thống cổ. Theo truyền thuyết, chính Chúa Trời đã dạy Kabalah cho các thiên sứ. Sau sự kiện sa ngã, chính các thiên sứ đã dạy lại cho Adam để con người biết đường trở về với Thiên Chúa. Bởi lẽ, Chúa Trời đã tạo ra thế giới thông qua 32 con đường thiêng liêng được thể hiện bằng sơ đồ Tree of Life. Trong niềm tin Thelema, Sinh Thụ chính con đường để tìm kiếm Ý Chí thực sự, thông qua thiền định và suy niệm, người thực hành thanh tẩy tâm trí của mình, để đạt đến trạng thái thiêng liêng của cả thể xác lẫn tâm trí.

Sơ đồ này mô tả toàn bộ thế giới mà con người sống qua lăng kính huyền học của Do Thái. Tương tự như sơ đồ ngũ hành trong huyền học của Đạo Giáo Phương Đông. Sơ đồ huyền học này có nhiều phiên bản, theo thống kê hiện tại thì đến nay chúng ta có 6 hoặc 7 phiên bản. Và tùy vào mỗi phiên bản mà cấu trúc lại có ít nhiều khác biệt. Trong đó, hai phiên bản quan trọng nhất là phiên bản huyền học cổ Hermetic Kabalah và phiên bản của hội Bình Minh Ánh Kim[57]; đây cũng là phiên bản mà sau này Thelema kế thừa[58]. Mối quan hệ tương ứng với vạn vật của Sinh Thụ được Crowley thể hiện thông qua Bí thư Liber 777.

---

[56] Kabbalah: A Very Short Introduction, Joseph Dan, Oxford.
[57] York, The Magicians of the Golden Dawn, (1972) p. ix.
[58] Crowley, Aleister. The Equinox of the Gods. New Falcon Publications, 1991. ISBN 978-1-56184-028-1.

Cấu trúc Tree of Life gồm 10 Sephiroth và 22 Path (10 +22 = 32). Sephiroth là các nút hình tròn trên sơ đồ. Còn Path là các đường nối giữa các nút tròn với nhau. Có 5 biên giới gọi là Veils: Ain, Ain Soph, Ain Soph Aur, Abyss, Paroketh. Có 5 trạng thái chính trùng với Sephiroth gọi là Soul: Jechidah, Neshamah, Chiah, Ruach, Nefesh. Có 4 thế giới : Atziluth Briah Yetzirah Assiah.

10 Khởi đỉnh hay 10 Sephiroth:

Có mười Sephiroth biểu hiện trên Sinh Thụ, các Sephiroth chính là biểu hiện các đức tính của Chúa toàn năng, bao gồm:

1- Kether: Tối Thượng, vương miện của cây – khởi nguồn thiêng liêng của vạn vật.

Đây là Sephiroth quan trọng nhất, là cội rễ của Ý Chí thực sự (True Will) cũng là cảnh giới nhập định tối thượng trong các mức độ nhập định tinh thần của Thelema. Sách Zohar gọi Kether chính là "Bí ẩn tối thượng trong tất cả mọi bí mật" mà con người phàm nhân không thể nào thấu hiểu. Kether nằm trên Chokhmah và Binah, lẫn Tiphareth. Kether là trạng thái được Thelema miêu tả là sự tịch tĩnh vắng lặng và rỗng không thông qua các tên gọi "Nothing", hay không thể diễn bày bằng ngôn ngữ trần gian "The air that cannot be grasped". Helena và Tau Apiryon miêu tả trạng thái bất khả tư nghị này của Kether với từ "Ineffable"[59].

---

[59] "The word "ineffable" means beyond description, beyond speech. It refers to Kether, the ultimate Unity which is beyond all Understanding and cannot be comprehended even through the highest Wisdom." Helena & Tau Apiryon. (1998) The Creed of the Gnostic Catholic Church: an Examination.

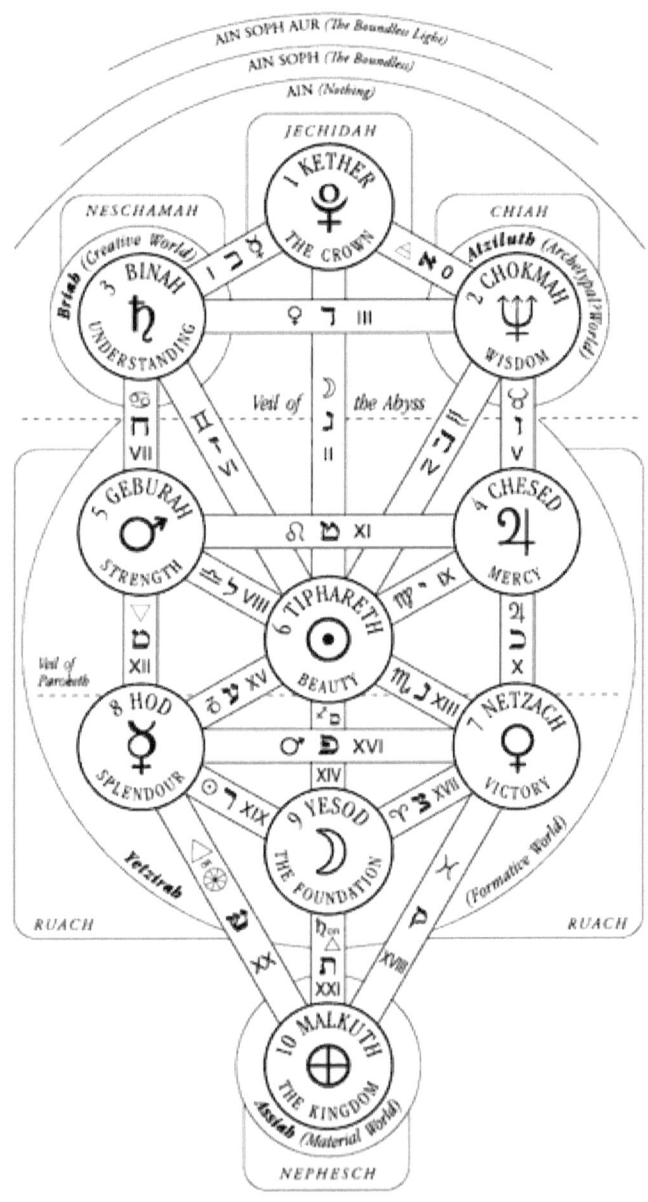

Kether thường xem như vô hình và vô sắc, nhưng trạng thái hiển bày thực sự của Kether chính là ánh sáng rực rỡ "The Hidden Light" hệt như ánh sáng phản chiếu từ Kim cương. Bởi lẽ, cái vô hình vô sắc ấy được biểu hiện thông qua cái hữu hình. Như Kether được phản ánh bởi Malkuth *(Kether is in Malkuth and Malkuth is in Kether, but after another manner, Malkuth reflects Kether, for that which is above is like that which is below, and that which is below is like that which is above.* - Little Essays Towards Truth, Aleister Crowley).

2- Chokmah: Thông Thái, lực lượng của cây –liên kết với nguồn năng lượng nam tính.

Nếu như Sephiroth Kether là bản nguyên của vạn vật, thì Sephiroth Chokmah tượng trưng cho trí tuệ, đồng thời là ý muốn của Thiên Chúa, và theo Zohar do đó Chokhmah chính là khởi đầu của sự sáng tạo. Chokmah nằm bên dưới Kether và đối diện với Binah, là nơi chuyển đổi giữa Kether và các Sephiroth còn lại. Chokmah là nơi mà theo sách của Job miêu tả rằng " Trí tuệ sinh ra từ hư không" (Wisdom comes from nothingness)[60]. Theo hội Bình Minh Ánh Kim (Hermetic Order of the Golden Dawn) thì Tổng lãnh thiên thần chủ quản ở đây là Raziel, thế giới Assiah liên kết với Chokmah là Mazloth. Còn trong Liber 777 của Crowley, thì năng lượng Chokmah được biểu hiện thông qua các vị thần như Thoth, Vishnu, Odin, Uranus. Kether biểu hiện qua ánh sáng vô hạn rực rỡ, còn Chokhmah biểu hiện qua sự hư ảo màu xám. Bởi lẽ, Chokmah không có

---

[60] Book of Job. 28:12

ranh giới nên tâm trí phàm nhân không thể nắm bắt được nó dẫn đến sự lạc lối, cũng vì vậy nên Sách của Job gọi Chokmah là "Kính Sợ"[61], sự kính sợ dành cho Chúa Trời. Trong truyền thống Thelema, Chokmah tượng trưng cho một trong những mức độ nhập định cao nhất được gọi là Magus (The Magus corresponds to the Sephira Chokmah)[62], xa hơn trong trạng thái này, Liber B vel Magi phác thảo về mức độ Ipsissimus. Mức độ Ipsissimus vẫn còn nhiều tranh cãi, có người tin nó chính là Kether, còn có người cho nó nằm giữa ngưỡng của Kether và Chokmah. Ipsissimus[63] là trạng thái mà Thelema miêu tả gần như tương tự với Diệt Thọ Tưởng Định (Nirodha-samapatti) trong Phật Giáo. Khi một người đạt đến mức độ nhập định Ipsissimus, sẽ không còn bị giới hạn nào ngăn trở. Người đó đạt đến mức độ hoà hợp hoàn hảo với Vũ Trụ.

3- Binah: Thấu Hiểu, hình dạng của cây –liên kết với nguồn năng lượng nữ tính.

Nếu như nguồn năng lượng ở Chokmah còn mơ hồ hư ảo, thì chúng bắt đầu định hình rõ ràng hơn ở Binah. Đây là Sephiroth trí tuệ thứ hai trên Tree Of Life, nằm dưới Kether và đối diện với Chokhmah. Binah là Sephiroth liên quan đến mắt trái, bán cầu não trái, trái tim. Theo Bahir, thì Binah là nơi mà thần khí của Thiên Chúa được tạo dựng theo dáng hình mang ý chí của

---

[61] Behold the fear of God is wisdom, and to depart from evil is understanding' (Job 28:28)
[62] Crowley, Aleister. (1979). The Confessions of Aleister Crowley. London;Boston : Routledge & Kegan Paul.
[63] Liber B vel Magi, published in The Equinox I no. 7.

người. Binah là màu đen bên trong của Tử Cung người phụ nữ hấp thu và nuôi dưỡng, nơi mà theo Crowley giống hệt như biển sâu chôn dấu cái chết và sinh ra sự sống[64]. Với Thelema, Binah là trạng thái thấu hiểu trực tiếp, nằm bẩm sinh bên trong trái tim mỗi con người. Trạng thái nhập định của Binah được gọi là Master of the Temple, giai đoạn mà người ta làm chủ thân thể của mình với Ý Chí và đạt được sự hiểu biết về Vũ Trụ. Trạng thái nhập định của Binah được Crowley gọi là Shivadarshana, tương đồng với bốn tầng thiền vô sắc giới trong Phật giáo (Four Formless States of Buddhism). Khi bước vào Binah, người ta không còn bị sự thiếu hiểu biết ngăn trở cái nhìn của mình, đồng thời có thể chiêm nghiệm được quy luật nhân quả vận hành trong vũ trụ.

4- Chesed: Bao Dung, mang theo sự phát triển tự nhiên, với ánh sáng; tình yêu; lòng yêu thương.

Nếu như ba Sephiroth trước đó tượng trưng cho trí tuệ, nằm bên kia hố thẳm (The Abyss), thì Sephiroth Chesed tượng trưng cho hành động nằm bên dưới hố thẳm. Crowley miêu tả về Sephiroth thứ tư này như là sự hiện thực hoá những ý tưởng và sự hiểu biết ở Binah[65]. Chesed nằm bên dưới Chokhmah, đối diện với Geburah, và ở trên Netzach. Chesed biểu hiện cho sự nhân từ của Chúa Trời, như Bahir miêu tả: "Câu thứ tư

---

[64] The truly magical operations of Love are therefore the Trances, more especially those of Understanding; as will readily have been appreciated by those who have made a careful Qabalistic study of the nature of Binah. For she is omniform as Love and as Death, the Great Sea whence all Life springs, and whose black womb reabsorbs all. - Little Esssays Towards Truth, "Love"
[65] Crowley, Aleister. (1981). The Book of Thoth. New York, S. Weiser.

là gì: thứ tư là sự công bình của Đức Chúa Trời, lòng thương xót và sự nhân từ của Ngài với toàn thế giới, đây là tay phải của Đức Chúa Trời"[66]. Không chỉ là Sephiroth biểu hiện sự hành động, mà Chesed còn là Sephiroth biểu lộ cảm xúc đầu tiên. Khi đạt đến trạng thái nhập định ở Chesed, người thực hành Thelema từ bỏ các thành tựu ma thuật trước đó của mình, kể cả thiên thần hộ mệnh để quay trở lại làm đứa trẻ sơ sinh bên trong tử cung của người mẹ, giai đoạn nhập định này được gọi là Babe of the Abyss. Là bước chuẩn bị quan trọng trước khi bước vào hố thẳm, nơi mà kẻ muốn trở lại thiên đường rất dễ bị lạc lối trước Sephiroth ẩn Daʻ at; nơi phản chiếu ánh sáng của Ý Chí thực sự.

5- **Geburah**: Nghiêm Khắc, mang theo sự hạn chế tự nhiên, cùng với nỗi sợ hãi; giới hạn sáng tạo, kỷ luật.

Nếu như Sephiroth Chesed đại diện cho sự nhân từ và bao dung của Chúa Trời, thì đối diện với Sephiroth Chesed trên Sinh Thụ chính là Geburah tượng trưng cho sự nghiêm khắc và thử thách đến từ Chúa Trời. Chesed là cánh tay phải nhân từ dành cho những ai xứng đáng, còn Geburah là tay trái là sự nghiêm khắc khiến kẻ phạm lỗi run rẩy. Thelema gắn kết Sephiroth Geburah với sức mạnh của Hoả Tinh (Mars), là lực lượng và sức mạnh tinh thần. Zohar xem Sephiroth Geburah ứng với ngày thứ hai của buổi sáng thế[67], còn

---

[66] Cordovero, Rabbi Moshe (1993). תומר דבורה [The Palm Tree of Devorah]. Targum. p. 84. ISBN 9781568710273.
[67] Kaplan, Rabbi Aryeh (1990). Sutton, Abraham (ed.). Inner Space. Brooklyn, NY: Moznaim. p. 254. ISBN 0-940118-56-4.

Bahir nhắc đến Sephiroth Geburah như là ngọn lửa thiêng của Chúa Trời[68]. Nên vì thế, với người thực hành Thelema, khi bước vào cảnh giới nhập định Sephiroth Geburah chính là bước vào lửa. Ngọn lửa ở Geburah là thứ sẽ thử thách niềm tin của kẻ tìm kiếm, như trong Sách của Thoth miêu tả về con số năm ở Geburah là sự biến đổi đảo lộn trật tự vốn có như sự xuất hiện của giông tố. Bởi chỉ có ai bước qua lửa mới có thể thanh tẩy phàm ngã của mình để chuẩn bị cho đời sống thiêng liêng mới.

6- Tiphareth: Vẻ Đẹp, nơi kết hợp hài hòa của vạn vật.

Tiphareth là Sephiroth thứ sáu tượng trưng cho vẻ đẹp, sự cân bằng hài hoà của vạn vật, Sephiroth Tiphareth được nhắc đến trong Bahir như là ánh sáng của Chúa Trời chiếu rọi khắp nơi[69]. Sephiroth Tiphareth là Sephiroth đầu tiên bên dưới Abyss nối trực tiếp với Kether, đồng thời là Sephiroth duy nhất nối với các Sephiroth còn lại trên Sinh Thụ. Nếu Kether là bản nguyên vũ trụ, thì Tiphareth chính là Mặt Trời; là trung tâm của Thái dương hệ. Tiphareth là nơi hội tụ nguồn lực của Bao Dung ở Chesed và Nghiêm Khắc ở Geburah để đạt đến sự cân bằng hoàn hảo không chỉ về mặt hình thức mà còn cả tinh thần, như Sách của Thoth đề cập. Trạng thái nhập định của Sephiroth Tiphareth

---

[68] "What is the fifth (utterance)? Fifth is the great fire of God, of which it says 'let me see no more of this great fire, lest I die'" (Deut 18:16)
[69] "Its place is engraved in wisdom as it says 'God said: Let there be light, and there was light.'" Bahir, translated by Aryeh Kaplan (1995). Aronson. (ISBN 1-56821-383-2)

chính là trạng thái sáng bừng của tâm trí, khi mà ánh sáng chiếu rọi tâm trí của người nhập định. Thiền tông diễn tả trạng thái này với hình ảnh "Huệ Nhật" trong câu khai thị của Tổ Bách Trượng Hoài Hải (Tâm địa nhược không, Huệ nhật tự chiếu), qua đó mà thiền sư Vô Ngôn Thông bừng tỉnh đại ngộ. Khi đó, người nhập định đạt được cái nhìn thực sự, thấy vạn vật như chúng vốn là, Thelema diễn tả trạng thái này bằng cụm từ "The Vision of the Harmony of Things".

7- Netzach: Chiến Thắng, sự sáng tạo đầy quyền lực; mang theo sự tượng trưng của cảm giác và cảm xúc.

Netzach là Sephiroth thứ bảy nằm bên dưới Sephiroth Chokmah và Sephiroth Chesed. Trục của ba Sephiroth này được gọi là Cột trụ của lòng nhân từ (Pillar of Mercy). Nếu như ba Sephiroth đầu tượng trưng cho tinh thần của Chúa Trời, ba Sephiroth tiếp theo là những điều Ngài ban cho con người, thì từ Sephiroth Netzach trở về sau lại tập trung vào con người, diễn tả cách thức mà con người đón nhận lực lượng tinh thần của Chúa Trời. Sephiroth Netzach nằm dưới màn ngăn Paroketh, nơi mà con người phải chiến thắng Phàm Ngã của chính mình. Bởi lẽ, ở Sephiroth Netzach là nơi mà con người có thể đạt đến trạng thái chiến thắng thế gian nhưng rơi vào sự lạc lối. Sách của Thoth nhắc đến Sephiroth Netzach như là một vị trí dễ mất cân bằng; bởi nó không nằm ở trụ giữa và ở vị trí thấp, tại đây năng lượng của Sephiroth Netzach dễ khiến con người đánh mất lòng nhân từ mà rơi vào ảo vọng của Phàm Ngã, để rồi bắt đầu những cuộc chiến vô nghĩa. Nên trạng thái nhập định ở Sephiroth Netzach chính là chiến thắng tự ngã của chính mình, không để cho nội tâm của mình bị ảo ảnh thế gian lôi cuốn như trong Bhagavad Gita[70] miêu tả.

8- Hod: Huy Hoàng, trí tuệ; mang theo lý luận định nghĩa những sự vật bắt đầu được hình thành. Cấu trúc của tâm thức.

Hod là Sephiroth nằm bên dưới Geburah và đối diện với Netzach, là Sephiroth thứ tám trên Sinh Thụ. Ở Hod, những hình thái bí ẩn được hình thành trong tâm thức. Đó có thể là những Cổ Mẫu ma thuật trong trong Phân Tâm Học của Jung, hay như Jacques Lacan cho rằng những ham muốn khao khát vô hình ở Netzach được biểu tượng hoá ở Hod và thể hiện một cách vô thức ở Yesod và Malkuth. Israel Regardie xem Hod như là trí tuệ trần gian, đơn giản hơn so với trí tuệ ở Chokmah[71]. Mức độ nhập định ở Hod được Dion Fortune miêu tả trong cuốn The Mystical Qabalah, người nhập định tạo ra những hình tướng để chứa đựng và dẫn truyền năng lượng, đó có thể là hình ảnh các vị thần hay các biểu tượng cổ xưa, thông qua đó chuyển hoá năng lượng đến từ Netzach. Nếu như ở phàm nhân bị chi phối bởi năng lượng không thể kiểm soát của tâm thức, thì người nhập định ở Hod đảo ngược qua trình này và làm chủ dòng năng lượng tâm thức.

---

[70] Verses 62,63, chapter 2- Samkhya theory and Yoga practise', The Bhagavadgita - Radhakrishnan
[71] The sphere of Hod represents on a very much lower plane similar qualities to those obtaining in Chokmah. (Regardie, 1994)

9- Yesod: Tạo Lập, nền tảng của sự tồn tại, vô thức và ý thức, mơ ước và hiện hữu.

Yesod là Sephiroth tiếp nhận ánh sáng từ các Sephiroth phía trên để dẫn truyền đến trần gian thể hiện qua Malkuth. Cũng nhờ có Yesod mà trần gian ngược lại có thể lần nữa kết nối với thánh thần. Sách của Thoth diễn tả về nguồn năng lượng ở Yesod được kế thừa trực tiếp từ Tiphareth[72], Regardie nhắc đến Yesod như là nền tảng mà thế giới vật chất bắt nguồn từ nó[73], Yesod đón nhận những nguồn năng lượng đối lập từ Hod và Netzach, biến đổi và ổn định chúng. Yesod là nơi mà các Minh Thần Cherubim mà đứng đầu là tổng lãnh thiên thần Gabriel gắn kết. Đối lập với Yesod là Gamaliel trên Cây Qliphothic, nơi mà Lilith ngự trị. Nhà văn huyền linh Dion Fortune xem Yesod có vị trí quan trọng với những người thực hành huyền học[74]. Nó như là quả cầu ảo ảnh của nữ thần Maya (The sphere of Maya, Illusion), lại như là kho tàng chứa hết thảy hình tướng trần gian (Treasure House of Images). Chỉ có ai khao khát quay vào bên trong để tìm kiếm sự tự tri mới có thể mở cánh cổng bước vào Yesod. Cánh cổng ấy được Đạo gia nhắc đến với tên gọi "Chúng Diệu Chi Môn"[75].

---

[72] Crowley, Aleister. (1981). The Book of Thoth. New York, S. Weiser.
[73] Regardie, Israel. (1994). A Garden of Pomegranates. Saint Paul, Minn., Llewellyn Publications.
[74] Fortune, Dion (1935). The Mystical Qabalah (1984 American paperback ed.). York Bach, Maine: Samuel Weiser, Inc. p. 1. ISBN 0-87728-596-9.
[75] "Thử lưỡng giả đồng xuất nhi dị danh. Đồng vị chi huyền. Huyền chi hựu huyền. Chúng diệu chi môn." - Đạo Đức Kinh

10- Malkuth: Vương Quốc, thế giới hiện thực nơi con người hiện hữu giữa thời gian và không gian.

Malkuth là Sephiroth thứ mười trên Sinh Thụ, không như các Sephiroth khác chứa đựng các thuộc tính tinh thần thuộc về Chúa Trời. Malkuth xuất phát từ sự sáng tạo của Chúa Trời, phản ánh sự toàn năng của Người. Malkuth đại diện cho trần gian, là nơi mà vật chất hiện hữu. Malkuth nằm ở vị trí cuối cùng trên Sinh Thụ, nhưng Malkuth chứa đựng tiềm năng để vươn lên đến đỉnh cao nhất là Kether, như những nhà huyền bí thường nhắc đến : "Kether nằm trong Malkuth, và Malkuth chứa đựng Kether"[76]. Dù Malkuth là nơi mà nguồn năng lượng trên Sinh Thụ hội tụ và dừng lại như Sách của Thoth đề cập, nhưng cũng chính Malkuth là nơi thể hiện sự vinh quang của trần gian. Ai khám phá được bí mật mà Malkuth chứa đựng, kẻ đó có thể khám phá hết thảy kho báu trên thế gian này.

22 Đạo hay 22 Path

Hãy hình dung về một bào thai, từ hư không kết hợp giữa cha và mẹ để tạo thành một tế bào đầu tiên. Thì Path tương tự như quá trình tạo dựng đó, 22 con đường đi từ khởi đầu đến hiện thế chính là quá trình tạo dựng nên thế giới. Đi từ hư không đến hiện hữu. Quá trình tạo dựng thế giới vũ trụ hệt như quá trình thai nghén con người, có một sự tương quan giữa đại vũ trụ và tiểu vũ trụ. Nguồn năng lượng được vận chuyển theo những con đường nhất định thường được

---

[76] Aleister Crowley, Magick (Book Four), Red Wheel / Weiser, LLC, Boston, 1994

diễn tả như một thanh kiếm sấm chớp hay một con rắn trí tuệ[77].

Và khi đến với vương quốc trần thế, con người đã quên mất bản chất thiêng liêng bên trong. Hệt như tổ tông đánh mất thiên đàng. Con người trở nên vật chất hóa và sống một đời sống hữu hạn. Song, những con đường trên Sinh Thụ chính là phương thức để đạt những mức độ nhập định, để thoát thai từ cái phàm đến cái thiêng. Con đường tâm linh quay vào bên trong để tìm kiếm sự tự tri, để tìm kiếm thiên đường đã mất chính là con đường của sự thông thái. 22 con đường chính với quá trình thụ pháp cho đến hành pháp, và cuối cùng là đạt đạo.

Kí Tự Do Thái	Trị số Kí Tự	Nối Giữa	Vị Trí Trên Sinh Thụ
Aleph	1	Chokmah - Kether	11
Beth	2	Binah - Kether	12
Gimel	3	Tiphereth - Kether	13
Daleth	4	Binah - Chokmah	14
Heh	5	Tiphereth - Chokmah	15
Vau	6	Chesed - Chokmah	16

---

[77] Aleister Crowley (1982). 777 and Other Qabalistic Writings. York Beach, Me. : S. Weiser.

Zain	7	Tiphereth - Binah	17
Cheth	8	Geburah - Binah	18
Teth	9	Geburah - Chesed	19
Yod	10	Tipheret - Chesed	20
Kaph	20	Netzach - Chesed	21
Lamed	30	Tiphereth - Geburah	22
Mem	40	Hod - Geburah	23
Nun	50	Netzach - Tiphereth	24
Samekh	60	Yesod - Tiphereth	25
Ayin	70	Hod - Tiphereth	26
Peh	80	Hod - Netzach	27
Tzaddi	90	Yesod - Netzach	28
Qoph	100	Malkuth - Netzach	29
Resh	200	Yesod - Hod	30
Shin	300	Malkuth - Hod	31
Tav	400	Malkuth - Yesod	32

Biên hay Veils

Năm biên giới, là hay năm màng bao bọc xung quanh Sinh Thụ. Với ba màng bao bọc bên ngoài và hai màng phân cách bên trong. Chúng là sự ngăn cách giữa thiên đàng ở tam giác khởi tạo, địa đàng ở tam giác tinh thần và trần gian ở tam giác vật chất. Hệt như sự ngăn cách giữa ý thức – vô thức –siêu thức, hay giữa cơ thể - tinh thần –linh hồn vậy. Có thể hiểu một cách đơn giản về các biên giới này:

Ain –vùng tối hư vô và bất tận.

Ain Soph – vùng tối sâu thẳm hơn vùng đầu tiên, kéo dài đến vô tận và ánh sáng không chiếu rọi đến.

Ain Soph Aur –vùng mờ ảo và vô biên, nơi mà ánh sáng quyện vào bóng tối; không tồn tại bất kì điều gì nhưng lại chứa đựng tất cả.

Abyss –vực thẳm hay hố thẳm của tri thức bị lãng quên; cách ngăn giữa trần gian và thiên đàng.

Paroketh –là nơi mà ý thức con người vượt qua để liên kết với linh hồn của bản thân; đạt đến sự mặc khải.

Bốn Thế Giới

Atziluth: nguyên giới/ thế giới bản nguyên, chứa đựng nguồn năng lượng nguyên thủy, thôi thúc cho sự sáng tạo, gắn kết với Lửa – tượng trưng cho tư tưởng, ý tưởng, nhiệt huyết.

Briah: sinh giới/ thế giới của sự sinh sôi nảy nở và nuôi dưỡng, gắn kết với Nước – nơi nguồn nước nuôi dưỡng, chăm sóc nguồn năng lượng nguyên thủy.

Yetzirah: tạo giới/thế giới của sự đa dạng, khi bắt đầu có sự phân chia, tạo hình, phát triển, gắn kết với

Khí – nơi ngôn ngữ, ánh sáng, những thiết kế hình thành và chứa đựng thông tin.

Assiah: chân giới/ thế giới thực tại, gắn kết với Đất – nơi mà các nguồn năng lượng được cố định, trở nên hữu hình hữu thể trong không gian và thời gian.

Về tổng thể, triết lý của Kabalah theo niềm tin Thelema là sự gắn kết vạn vật như trăm ngàn sông suối đều bắt nguồn từ đỉnh núi thiêng duy nhất. Sinh Thụ hiện hữu khắp nơi trên trần gian, và nguồn năng lượng tuôn chảy trong nó kiến tạo nên vạn vật. Con người và các loại khoáng thạch cũng không nằm ngoài mạng lưới ấy.

Ở thuyết này, chúng ta có ví dụ điển hình là Morganite. Thuyết Sinh Thụ cho rằng đá Morganite thuộc Tiphereth, là Sephiroth thứ sáu trong Cây Sự Sống. Nó có sự kết hợp chung của "tâm linh", "cân bằng", "hòa nhập", "sắc đẹp", "phép lạ", và "từ bi". Chính vì thế, loại đá này được tin là có thể giúp người gặp các vấn đề liên quan đến rối loạn cơ thể và tâm trí có thể cân bằng lại bản thân. Loại đá này còn giúp những người nóng giận, thiếu cảm thông khơi gợi lòng cảm thông, thấu hiểu cho bản thân và người khác. Với những người thiếu quyết đoán, đá này giúp họ mạnh mẽ hơn.

Hay thuyết Sinh thụ cho rằng đá Peridot thuộc ứng với Lamed hay là con đường của Tiphereth - Geburah, vị trí 22 trên Sinh thụ. Đây là viên đá tượng trưng cho trạng thái chuyển đổi giữa cân bằng và vận động, là cầu nối giữa trạng thái này và trạng thái khác. Vì vậy, nó được sử dụng cho ai đang trong các giai đoạn quan trọng cần thêm động lực để bức phá. Năng lượng của viên đá có thể xem như tia sét đầu xuân, mang đến sức mạnh đánh thức vạn vật, báo hiệu một chu kì mới của vũ trụ đang đến. Cũng vì thế, đá này hỗ trợ cho người thiếu tập trung trong việc học hành, hay đang cần nỗ lực cho các kì thi lớn.

TỔNG KẾT

Trong cuốn Bí thư Liber 777 của Crowley, người sáng lập hội kín Thelema đề cập đến mối tương quan giữa các yếu tố thần bí gắn kết với nhau trong đời sống. Trong đó, các màu sắc và các loại khoáng thạch được gắn với các Sephiroth trên Sinh Thụ. Ý tưởng này thể hiện quan điểm về nguồn năng lượng vĩ đại của vũ trụ tuôn chảy mọi nơi, và các loại khoáng thạch với mạng lưới tinh thể kì diệu cũng không nằm ngoài dòng chảy năng lượng vũ trụ ấy của Sinh Thụ. Không phải ngẫu nhiên, mà Kim cương được gắn với Kether trong Liber 777, mà bởi lẽ Kim cương tượng trưng cho đặc tính trong suốt mà lại hàm chứa ánh sáng của Kether. Hay như Chokmah tương ứng với Ruby Ánh Sao và Turquoise, Binah liên quan đến Sapphire và Ngọc Trai, Chesed tương ứng với Thạch Anh Tím và Lapis Lazuli, Geburah lại tương ứng với Ruby hồng và Vàng, Tiphareah tương ứng với Topaz và Kim Cương vàng, Netzach tương ứng với Ngọc lục bảo và Đồng, Hod tương ứng với Opal; đặc biệt là Opal lửa, Yesod tương ứng với Thạch Anh và Bạc, Malkuth tương ứng với các loại khoáng vật dạng tinh thể.

Quan điểm của Thelema là bóng hình của quan điểm cổ xưa, bởi lẽ từ xa xưa các nền văn minh như Lưỡng Hà, Hi Lạp hay Ấn Độ cổ đều tin rằng con người và vạn vật đều có mối liên kết vô hình sâu sắc. Và việc sử dụng đá quý hay các loại khoáng vật trong các nghi lễ của đời sống tâm linh là một minh chứng lâu đời cho mối liên hệ này.

Chính sự tương ứng ấy, là chìa khoá để mở ra sự kết nối con người với các Sephiroth trên Sinh Thụ ở mức độ cơ bản thuần tuý nhất. Sinh Thụ ấy không ở đâu xa, đó chính là thân thể và tâm trí chúng ta. Và việc kết nối với các loại đá tượng trưng cho các Sephiroth khác nhau cũng mang ý nghĩa khơi thông các Sephiroth trên cơ thể và trong tâm trí của chúng ta. Việc tưởng chừng như đơn giản ấy, có khi lại là chìa khoá để tháo gỡ những phiền não to lớn trong đời sống hữu hạn này.

Chương năm:

THUYẾT BÁT HOÀ CỦA GIẢ KIM THUẬT

Thuyết bộ tám hài hoà có nền tảng từ triết thuyết bản thể luận về con người và vũ trụ. Trong đó, vạn vật đều có chung một nguồn cội. Từ đây, những phương hướng trị liệu mới quan tâm đến mối tương quan giữa con người và vạn vật, cụ thể là khoáng chất. Để thúc đẩy cải thiện những sự mất cân bằng ảnh hưởng đến sức khoẻ tinh thần thông qua những khoáng vật mang tính chất tương ứng. Nếu giả kim thuật hoàn toàn biết mất kể từ thế kỷ Khai sáng do ảnh hưởng của khoa học thì thuyết bát hoà của Newlands là cầu nối giữa giả kim thuật và khoa học hiện đại, là nền móng của giả kim thuật hiện đại.

GIỚI THIỆU

Vào năm 1864, John Alexander Reina Newlands (1837-1898), nhà hóa học người Anh, tìm ra quy luật bát bội: "Mỗi nguyên tố hóa học đều thể hiện tính chất tương tự như nguyên tố thứ 8 khi xếp các nguyên tố theo khối lượng nguyên tử tăng dần". Điều này thúc đẩy các nhà huyền học quay lại nghiên cứu Giả kim thuật với tư tưởng hiện đại. Quy luật số 8 này được triển khai tương ứng với tám hành tinh (gồm cả trái đất). Từ đó, nhà huyền học George Ivanovich Gurdjieff; người nghiên cứu sâu sắc thuyết Law of Octaves, đã xây dựng nên hệ tính để tìm ra nguyên tố chủ đạo và hành tinh chủ đạo trong mỗi loại đá. Thuyết Bát Hoà (Law of Octaves) của Newlands từ đó được triển ứng dụng trong Thạch lý trị liệu, cho phép chúng ta tính toán được sự liên hệ của khoáng chất trong mỗi loại đá và các yếu tố chiêm tinh tương ứng, từ đó suy dẫn đến các ứng dụng trị liệu của đá lên cơ thể con người.

Theo nghĩa đó, Thuyết Bát Hoà mang tính chất bản thể học khi nó nỗ lực chỉ ra tính tương đồng giữa bản thể của đá trong cơ chất cơ sở và chức năng của nó với con người. Và thuyết bộ tám hài hoà đã được xây dựng trên nền tảng của Bản thể luận với ba trọng điểm tư tưởng là: Vũ Trụ đồng nhất, Vạn vật tương liên, Trật tự cân bằng.

THUYẾT BÁT HOÀ VÀ NHẤT THỂ LUẬN

Bản thể luận (Ontology) hướng đến với các vấn đề về sự hình thành thế giới, vũ trụ; sự hình thành con người, mối quan hệ của con người và tự nhiên. Như Gary Cox định nghĩa rằng: Bản thể luận là: *"Sự tra vấn triết học về bản tính nền tảng của hiện hữu, thực tại, tồn tại. Các triết gia khác nhau tán thành những bản thể học khác nhau vì họ có những quan điểm khác nhau về cái đang tồn tại ở cấp độ nền tảng hay phổ biến nhất. Hữu thể học của Descartes, chẳng hạn, bàn về các tinh thần, vật chất và Thượng đế, trong khi đó hữu thể học của Sartre lại bàn về tồn tại và sự phủ định của nó, không-tồn tại hay hư vô."*[78]

Với các tôn giáo khởi nguồn từ Abraham như Do Thái Giáo, Thiên Chúa Giáo, Hồi Giáo thì Chúa Trời chính là hóa công, sáng tạo nên vũ trụ và muôn loài, *"Lúc khởi đầu, Thiên Chúa sáng tạo trời đất. Đất còn trống rỗng, chưa có hình dạng, bóng tối bao trùm vực thẳm, và thần khí Chúa bay lượn trên mặt nước."* (St 1,1-2). Chúa đã tạo

---

[78] GARY COX, Thuật ngữ Jean-Paul Sartre, ĐINH HỒNG PHÚC dịch.

nên con người từ hình ảnh của mình (St 1, 26-31). Chính thế, con người là hình ảnh của Chúa, hay nói cách khác chính là hình ảnh của Vũ Trụ, là chủ thể hữu hạn mà chứa đựng khách thể vô hạn. Trong L'imitation de Jésus Christ viết:*"Celui qui trouve tout dans l'Unité, qui rapporte tout à l'Unité, et qui voit tout dans l'Unité peut avoir le coeur stable et demeurer en paix avec Dieu*[79] " mà chúng ta có thể hiểu là: người nào thấy được cội nguồn của vạn hữu, thấy được tất cả phát sinh từ bản nguyên duy nhất, thấy mọi sự thâu nhiếp từ Alpha đến Omega, thì sự phúc lạc để tự nảy sinh bên trong, để thở cùng một nhịp với Thượng Đế trong chính mình.

Triết hệ Nyaya cũng chia sẻ cùng ý tưởng này, bằng quy luật nhân quả, nếu xem thế giới như hệ quả thì phải có tác nhân đầu tiên, các tác nhân đó có thể xem như là Tạo Thần, Thượng Đế hay Đại Ngã. Và bằng nhiều hình thức lý luận, Nyaya xem Đại Ngã là toàn trí toàn năng. Quan điểm này cũng được Triết hệ Vedanta nêu ra, theo Shankara có hai thế giới tượng trưng cho tiểu ngã và đại ngã là thế giới hiện tượng và thế giới bản thể. Thế giới của tiểu ngã có thần sáng tạo là Ishvara với đầy rẫy Maya và Avidya (ảo ảnh và vô minh). Thế giới còn lại là thế giới của đại ngã của Brahman; thực thể thuần túy là nguồn gốc của mọi tiểu ngã; thượng đế là vạn vật. Có thể thấy rõ hơn điều này, qua câu chuyện trong Áo Nghĩa Thư:

"Có một số chậu đầy nước. Mặt trời rọi xuống và được phản chiếu trên mặt nước trong mỗi chậu. Cũng chỉ một mặt

---

[79] Le Symbolisme des Nombres, p. 12. Imitation de Jésus-Christ, I- 3

trời ấy thôi nhưng được thấy bằng nhiều phản ảnh khác nhau. Cũng giống y như thế, Brahman có thể xuất hiện cho mỗi cá nhân như là Atman của người ấy, trong khi vẫn chỉ là một Brahman duy nhất." [80]

Triết hệ Vaisesika quan điểm thế giới được cấu tạo từ những đơn vị nhỏ nhất là nguyên tử, thứ tạm gọi như vậy; sau khi đã chia nhỏ vạn vật đến mức theo lý thuyết mà không thể chia nhỏ được nữa. Chỉ có hình thái vạn vật thay đổi, còn cái cốt lõi vẫn giữ nguyên. Các nguyên tử được vận hành bởi một lực vô hình gọi là Adrishta; nghĩa là vô kiến. Nguyên tử hằng hữu, vì nó hiện hữu (Sat) mà không có nguyên nhân (Akaranavant), vì nó đơn thuần nên không có tan biến sau mỗi chu kỳ vũ trụ, trái lại, sau mỗi chu kỳ này, chỉ có các tổ hợp mới tan biến. Có tất cả bốn loại nguyên tử: nguyên tử đất, nguyên tử nước, nguyên tử lửa, và nguyên tử gió.

Nhưng về sau, để giải thích sự vận hành tạo thành trật tự từ các nguyên tử rời rạc, thì các học giả triết hệ này đã phát triển thành song song thế giới nguyên tử có thế giới linh hồn tương ứng; và được chi phối bởi thứ vĩ đại tương tự như Đại Ngã, Thượng Đế ở cả hai thế giới. Các nhà duy thực như Aquinas cũng xem Thượng Đế như là động cơ và nguyên nhân đầu tiên, sự hiện hữu tất yếu, hữu thể hoàn hảo và toàn trí cũng chính là Thượng Đế, cũng tương đương khi so sánh với quan niệm của các triết hệ Ấn Giáo Vệ Đà về Đại Ngã toàn trí toàn năng; với nhiều tên gọi khác nhau như: Brahman,

---

[80] Chandogya Upanishad, quyển VI, 1:12-13

Brahmanaspati, Visvakarman, Purusha, Prajapati, Purusha, Hiranyagarbha. Trong Áo Nghĩa Thư có một ý niệm uyên áo rằng: Cái tiểu ngã ấy chính là Đại Ngã, ý niệm này nói cách khác chính là Vũ Trụ là một thể toàn vẹn và con người chính là một mảnh ghép trong bản thể toàn vẹn ấy.

Ở Trung Hoa, Lão Tử cho rằng trước khi có trời thì còn cái khác, là bản nguyên của trời đất vạn vật, ông gọi đó là Đạo (thiên hạ hữu thủy, dã vi thiên hạ mẫu). Lại nữa, "Tịch hề liêu hề, độc lập nhi bất cải, chu hành nhi bất đãi, cái Đạo ấy vừa lớn vừa rỗng không, đứng một mình mà không biến đổi, trôi đi khắp nơi không ngừng. Cái Đạo ấy hóa sinh ra vạn vật, " Đạo sinh nhất, nhất sinh nhị, nhị sinh tam, tam sinh vạn vật." Khi chưa thành hình thì Đạo là Vô, khi đã thành hình thì Đạo là Hữu. Khác với Khổng Mặc tin trời có mệnh, có ý chí thì Lão Tử nói: "Thiên địa bất nhân , dĩ vạn vật vi sô cẩu." Đạo của Lão Tử mang tính chất tự nhiên, không làm gì nhưng không gì không làm (đạo thường vô vi nhi vô bất vi). Đạo vận hành cuộc hóa sinh của vũ trụ (Đạo viết thệ, thệ viết viễn, viễn viết phản). Với Lão Tử, Đạo sinh ra vạn vật, còn Đức nuôi dưỡng vạn vật, gìn giữa cho vạn vật yên ổn. Chính vì thế, trong y học cổ truyền phương Đông, các phương thức chữa trị đều có sự liên quan đến tự nhiên như thảo mộc, khoáng thạch. Bởi lẽ, Đạo Trời là lấy chỗ thừa bù chỗ thiếu.

Ở Châu Âu cổ đại, Aristotle cùng với Pythagore có thể xem là những triết gia đầu tiên đặt trọng tâm nghiên cứu đối với vấn đề bản thể. Aristotes (Tk 4 TCN): là Bách khoa toàn thư thời kỳ cổ đại, đặt nền móng cho hệ thống tư tưởng của tây phương. Bản Thể Luận của ông đã đề xuất nhị nguyên luận (Dualism). Tồn tại là sự bao hàm những đặc tính tạo nên bản chất sự vật gồm cả tồn tại đơn nhất và tồn tại phổ biến. Còn Pythagore đã xây dựng một hệ thống truyền đạt tri thức khép kín độc đáo, mang dấu ấn huyền học phương đông. Bản Thể Luận của ông với tư tưởng chính là bản nguyên vũ trụ là những con số. Con số là thực thể độc lập. Ông đã nâng con số lên tầm khái niệm. Con số thiết lập trật tự xã hội, muốn nhận thức vũ trụ phải nhận thức về con số. Triết lý là nhận thức được quy luật vận động của vũ trụ thông qua những con số. Con số hình thành nên vật thể, hành chất, và vũ trụ. Nên bởi thế, ông cũng chủ trương vạn vật có chung nguồn cội[81]. Pythagore tin rằng: Con người có tính nhị nguyên, thân xác khả tử, linh hồn bất tử. Ý nghĩa cao cả của cuộc đời chính là sự thanh tẩy những nhơ bẩn, những cái ác, tránh kiếp luân hồi. Triết lý của ông mang đậm yếu tố minh triết của phương đông.

Chúng ta có thể thấy, những góc nhìn của các nền văn hoá lớn và tư tưởng của các bậc lỗi lạc đều chỉ ra sự đồng nhất một thể giữa vũ trụ và mọi sự vật hiện tượng phát sinh trong vũ trụ. Đây là quan điểm nòng cốt

---

[81] (Pythagore parlait à ces nouveaux élus de la Cause primordiale, de celui qui est à la fois l'Un et le Tout, que les peuples figurent sous mille formes, mais qui n'en revêt aucune, dont tous les aspects ne sont que des symboles que l'on admet pour nous rendre plus accessible l'inpénétrable connaissance du Divin. C'est à l'Un, au Tout, qu'il faut faire remonter l'origine des choses et, si elle nous paraýt mystérieuse, c'est à cause de l'infirmité de notre intelligence incapable de s'élever à de pareilles hauteurs… (Henri Durville, *La Science secrète*, p. 261)

trong thuyết bộ tám hài hoà dựa trên nền tảng Bản thể luận về nguồn gốc và tính chất vạn vật.

THUẬT GIẢ KIM

Alchemy (tiếng Việt: thuật giả kim) là một nhánh cổ xưa của triết học tự nhiên, một truyền thống triết học và tiền khoa học từng được thực hành trong lịch sử ở Trung Quốc, Ấn Độ, thế giới Hồi giáo và châu Âu. Dưới hình thức phương Tây của nó, thuật giả kim lần đầu tiên được chứng thực trong một số văn bản pseudepigraphical được viết ở Ai Cập Hy Lạp-Rôma trong vài thế kỷ đầu sau Công nguyên.

Các nhà giả kim đã cố gắng tinh chế, trưởng thành và hoàn thiện một số vật liệu nhất định. Mục tiêu chung là chrysopoeia, sự chuyển hóa của "kim loại cơ bản" (ví dụ, chì) thành "kim loại quý" (đặc biệt là vàng); việc tạo ra một loại thuốc trường sinh bất lão; và việc tạo ra các loại thuốc chữa bách bệnh có khả năng chữa khỏi mọi bệnh tật. Sự hoàn thiện của cơ thể và tâm hồn con người được cho là kết quả từ alchemical magnum opus ("Công trình vĩ đại"). Khái niệm tạo ra hòn đá triết gia được kết nối đa dạng với tất cả các dự án này.

Các nhà giả kim Hồi giáo và châu Âu đã phát triển một bộ cơ bản các kỹ thuật, lý thuyết và thuật ngữ phòng thí nghiệm, một số trong đó vẫn được sử dụng cho đến ngày nay. Họ không từ bỏ ý tưởng triết học Hy Lạp cổ đại rằng mọi thứ đều được cấu thành từ bốn yếu tố, và họ có xu hướng giữ bí mật công việc của mình, thường sử dụng các ký hiệu và biểu tượng bí ẩn. Ở châu Âu, các bản dịch tiếng Latinh thế kỷ 12 của các tác phẩm khoa học Hồi giáo thời trung cổ và việc tái khám phá triết học Aristoteles đã làm nảy sinh một truyền thống giả kim Latin thịnh vượng. Truyền thống giả kim thời trung cổ muộn này sẽ đóng vai trò quan trọng trong sự phát triển của khoa học hiện đại (đặc biệt là hóa học và y học).

Các cuộc thảo luận hiện đại về thuật giả kim thường được chia thành hai phần: một phần xem xét các ứng dụng thực tế ngoại lai của nó và phần còn lại là các khía cạnh tinh thần bí truyền của nó, bất chấp những chỉ trích của các học giả. Phần trước được theo đuổi bởi các nhà sử học về khoa học vật lý, những người xem xét chủ đề này dưới góc độ hóa học, y học và lừa dối thời kỳ đầu, cũng như bối cảnh triết học và tôn giáo trong đó các sự kiện này xảy ra. Phần sau quan tâm đến các nhà sử học về bí truyền, các nhà tâm lý học và một số nhà triết học và nhà tâm linh.

Do tính phức tạp và khó hiểu của các tác phẩm văn học thuật giả kim, và sự biến mất của các nhà giả kim còn lại vào lĩnh vực hóa học vào thế kỷ 18, sự hiểu biết chung về thuật giả kim đã bị ảnh hưởng mạnh mẽ bởi một số cách giải thích khác biệt và trái ngược nhau hoàn toàn.

Những người tập trung vào ngoại lai, chẳng hạn như các nhà sử học khoa học Lawrence M. Principe và William R. Newman, đã giải thích các "decknamen" (hoặc từ mã) của thuật giả kim là các chất vật chất. Những học giả này đã tái tạo các thí nghiệm vật lý hóa học mà họ nói là được mô tả trong các văn bản thời trung cổ và hiện đại ban đầu. Ở phía đối diện của quang phổ, tập trung vào nội tại, các học giả, chẳng hạn như Florin George Călian và Anna Marie Roos, những người đặt câu hỏi về cách đọc của Principe và Newman, giải thích những decknamen này là các khái niệm tinh thần, tôn giáo hoặc tâm lý.

Những cách giải thích mới về thuật giả kim vẫn tiếp tục được phổ biến, đôi khi kết hợp các khái niệm từ các phong trào Thời đại mới hoặc chủ nghĩa môi trường cấp tiến. Các nhóm như Rosicrucians và Freemasons tiếp tục quan tâm đến thuật giả kim và biểu tượng của nó. Kể từ sự hồi sinh thuật giả kim của thời Victoria, "các nhà huyền bí đã giải thích lại thuật giả kim như một thực hành tinh thần, liên quan đến sự tự biến đổi của người thực hành và chỉ tình cờ hoặc hoàn toàn không liên quan đến sự biến đổi các chất trong phòng thí nghiệm", điều này đã góp phần vào việc hợp nhất ma thuật và thuật giả kim trong tư tưởng phổ biến.

Sự suy tàn của thuật giả kim châu Âu là do sự triển khai của khoa học hiện đại với sự nhấn mạnh vào việc thí nghiệm định lượng nghiêm ngặt và sự khinh thường "trí tuệ cổ đại". Mặc dù hạt giống của những sự kiện này đã được gieo vào đầu thế kỷ 17, thuật giả kim vẫn phát triển trong khoảng hai trăm năm, và trên thực tế có thể đã đạt đến đỉnh cao vào thế kỷ 18. Mãi cho đến năm 1781, James Price vẫn tuyên bố đã sản xuất ra một loại bột có thể chuyển hóa thủy ngân thành bạc hoặc vàng.

Thuật giả kim châu Âu hiện đại ban đầu tiếp tục thể hiện sự đa dạng về các lý thuyết, phương pháp thực hành và mục đích: "Kinh viện và chống Aristoteles, Paracelsian và chống Paracelsian, Hermetic,

Neoplatonic, cơ học, vitalistic, và hơn thế nữa—cộng với hầu như mọi sự kết hợp và thỏa hiệp của chúng.".

Robert Boyle (1627–1691) là người tiên phong trong phương pháp khoa học trong các nghiên cứu hóa học. Ông không giả định gì trong các thí nghiệm của mình và biên soạn mọi dữ liệu có liên quan. Boyle sẽ ghi lại địa điểm thực hiện thí nghiệm, đặc điểm gió, vị trí của Mặt trời và Mặt trăng và chỉ số áp kế, tất cả chỉ trong trường hợp chúng được chứng minh là có liên quan. Phương pháp này cuối cùng đã dẫn đến việc thành lập hóa học hiện đại vào thế kỷ 18 và 19, dựa trên những khám phá và ý tưởng mang tính cách mạng của Lavoisier và John Dalton.

Bắt đầu vào khoảng năm 1720, một sự phân biệt nghiêm ngặt bắt đầu được thực hiện lần đầu tiên giữa "thuật giả kim" và "hóa học". Đến thập niên 1740, "thuật giả kim" hiện nay bị hạn chế trong lĩnh vực làm vàng, dẫn đến niềm tin phổ biến rằng các nhà giả kim là những kẻ lừa đảo, và bản thân truyền thống này không gì hơn là một trò gian lận. Để bảo vệ khoa học hóa học hiện đại đang phát triển khỏi sự kiểm duyệt tiêu cực mà thuật giả kim đang phải chịu, các nhà văn học thuật trong thời kỳ Khai sáng khoa học thế kỷ 18 đã cố gắng, vì lợi ích của sự tồn vong, để ly dị và tách biệt "mới" hóa học từ các thực hành "cũ" của thuật giả kim. Động thái này phần lớn đã thành công và hậu quả của nó tiếp tục kéo dài đến thế kỷ 19, 20 và 21.

Trong thời kỳ hồi sinh của huyền học vào đầu thế kỷ 19, thuật giả kim đã nhận được sự chú ý mới như một khoa học huyền bí. Trường phái bí truyền hoặc huyền bí, phát sinh trong thế kỷ 19, cho rằng (và tiếp tục cho rằng) các chất và hoạt động được đề cập trong văn học giả kim nên được giải thích theo nghĩa tinh thần, và nó hạ thấp vai trò của thuật giả kim như một truyền thống thực tế hoặc tiền khoa học. Giải thích này đã thúc đẩy hơn nữa quan điểm rằng thuật giả kim là một nghệ thuật chủ yếu quan tâm đến sự giác ngộ hoặc soi sáng tinh thần, trái ngược với việc thao tác vật lý các thiết bị và hóa chất, và tuyên bố rằng ngôn ngữ tối nghĩa của các văn bản giả kim là một vỏ bọc ngụ ngôn cho các quá trình tinh thần, đạo đức hoặc huyền bí.

Trong thời kỳ hồi sinh thuật giả kim thế kỷ 19, hai nhân vật có ảnh hưởng nhất là Mary Anne Atwood và Ethan Allen Hitchcock, những người đã độc lập xuất bản các tác phẩm tương tự liên quan đến thuật giả kim tinh thần. Cả hai đều đưa ra một quan điểm hoàn toàn bí truyền về thuật giả kim. Tác phẩm của Atwood đã ảnh hưởng đến các tác giả tiếp theo của thời kỳ hồi sinh huyền bí bao gồm Eliphas Levi, Arthur Edward Waite và Rudolf Steiner. Hitchcock, trong tác phẩm "Remarks Upon Alchymists" (1855) của mình đã cố gắng đưa ra trường hợp cho cách giải thích tinh thần của ông với tuyên bố rằng các nhà giả kim đã viết về một môn học tinh thần dưới một vỏ bọc vật chất để tránh bị nhà thờ và nhà nước buộc tội báng bổ. Năm 1845, Nam tước Carl Reichenbach đã công bố các nghiên cứu của mình về lực Odic, một khái niệm có một số điểm tương đồng với thuật giả kim, nhưng nghiên cứu của ông đã không đi vào dòng chính của thảo luận khoa học.

Năm 1946, Louis Cattiaux xuất bản Message Retrouvé, một tác phẩm vừa triết học, vừa huyền bí và chịu ảnh hưởng sâu sắc của thuật giả kim. Trong dòng dõi của ông, nhiều nhà nghiên cứu, bao gồm Emmanuel và Charles d'Hooghvorst, đang cập nhật các nghiên cứu giả kim ở Pháp và Bỉ.

BẢNG TUẦN HOÀN HOÁ HỌC CỦA NEWLANDS

John Alexander Reina Newlands sinh ra ở London, Anh, tại Quảng trường West ở Southwark, là con trai của một mục sư Presbyterian người Scotland và người vợ Ý của ông.

Newlands được cha dạy học tại nhà và sau đó học tại Trường Cao đẳng Hóa học Hoàng gia, hiện là một phần của Imperial College London. Ông quan tâm đến cải cách xã hội và trong năm 1860, ông đã tình nguyện tham gia cùng Giuseppe Garibaldi trong chiến dịch quân sự thống nhất nước Ý. Trở lại London, Newlands thành lập công ty của riêng mình với tư cách là một nhà hóa học phân tích vào năm 1864. Năm 1868, ông trở thành nhà hóa học trưởng của nhà máy tinh đường London James Duncan, nơi ông đã đưa ra một số cải tiến trong quy trình chế biến. Sau đó, ông nghỉ việc tại nhà máy lọc đường và một lần nữa trở thành nhà phân tích cùng với anh trai của mình, Benjamin.

Lịch sử của bảng tuần hoàn cũng là lịch sử của việc khám phá các nguyên tố hóa học, cũng là một phần của giả kim thuật. Người đầu tiên trong lịch sử được ghi nhận đã khám phá ra một nguyên tố mới là Hennig Brand, một thương gia người Đức phá sản. Brand đã cố gắng khám phá ra viên đá triết gia - một vật thể thần thoại được cho là có thể biến kim loại cơ bản giá rẻ thành vàng. Năm 1669, hoặc sau đó, các thí nghiệm của ông với nước tiểu người chưng cất đã dẫn đến việc sản xuất ra một chất có màu trắng phát sáng, mà ông gọi là "lửa lạnh" (kaltes Feuer). Ông giữ bí mật khám phá của mình cho đến năm 1680, khi nhà hóa học người Anh-Ireland Robert Boyle tái phát hiện ra phốt pho và công bố những phát hiện của mình. Việc khám phá ra phốt pho đã giúp đặt ra câu hỏi về ý nghĩa của việc một chất (bất kỳ loại vật chất nào) là một nguyên tố, trong một thế giới mà các phiên bản của thuyết nguyên tử chỉ mang tính phỏng đoán và sự hiểu biết sau này về bản chất của các chất mới chỉ bắt đầu trở nên khả thi. Năm 1661, Boyle định nghĩa các nguyên tố là "những Thân thể nguyên thủy và đơn giản mà các Thân thể hỗn hợp được cho là cấu thành, và mà chúng cuối cùng được phân giải thành." Năm 1718, Bảng ái lực của Étienne François Geoffroy đã sử dụng một số khía cạnh nhóm bảng và mối tương quan với ái lực hóa học - mà sau này sẽ được lặp lại. Nhà địa chất người Pháp Alexandre-Émile Béguyer de Chancourtois nhận thấy rằng các nguyên tố, khi được sắp xếp theo khối lượng nguyên tử của chúng, sẽ hiển thị các tính chất tương tự ở các khoảng cách đều đặn. Năm 1862, ông đã phát minh ra một biểu đồ ba chiều, được đặt tên là "telluric helix", theo tên của nguyên tố tellurium, nằm gần trung tâm biểu đồ của ông. Với các nguyên tố được sắp xếp theo dạng xoắn ốc trên một hình trụ theo thứ tự tăng khối lượng nguyên tử, de Chancourtois thấy rằng các nguyên tố có tính chất tương tự được xếp thành hàng dọc. Bài báo gốc của Chancourtois trên Comptes rendus de l'Académie des Sciences không bao gồm biểu đồ và sử dụng các thuật ngữ địa chất thay vì hóa học. Năm 1863, ông đã mở rộng công việc của mình bằng cách bao gồm biểu đồ và thêm các ion và hợp chất.

Newlands là người đầu tiên đưa ra bảng tuần hoàn các nguyên tố hóa học được sắp xếp theo thứ tự khối lượng nguyên tử tương đối của chúng, được công bố trên Chemical News vào tháng 2 năm 1863. Tiếp tục công việc của Johann Wolfgang Döbereiner với các bộ ba và các họ nguyên tố tương tự của Jean-Baptiste Dumas, ông đã công bố vào năm 1865 "Luật bát hoà" của mình, trong đó nêu rõ rằng "bất kỳ nguyên tố nào được cho trước sẽ biểu hiện hành vi tương tự như nguyên tố thứ tám sau nó trong bảng." Newlands sắp xếp tất cả các nguyên tố đã biết, bắt đầu bằng hydro và kết thúc bằng thorium (khối lượng nguyên tử 232), thành tám nhóm gồm bảy, mà ông ví như các quãng tám trong âm nhạc. Trong bảng của Newlands, các nguyên tố được sắp xếp theo khối lượng nguyên tử được biết đến tại thời điểm đó và được đánh số tuần tự để hiển thị thứ tự của chúng. Các nhóm được hiển thị đi ngang qua bảng, với các chu kỳ đi xuống - ngược với dạng bảng tuần hoàn hiện đại. Tính không hoàn chỉnh của bảng đã ám chỉ đến khả năng tồn tại các nguyên tố bổ sung, chưa được khám phá. Tuy nhiên, Luật Bát độ đã bị một số đồng nghiệp của Newlands chế giễu và Hiệp hội Hóa học đã không chấp nhận tác phẩm của ông để xuất bản.

Newlands nhận thấy xu hướng lặp đi lặp lại trong các tính chất vật lý của các nguyên tố ở các khoảng cách lặp đi lặp lại của bội số của tám theo thứ tự số khối; dựa trên quan sát này, ông đã tạo ra một phân loại các nguyên tố này thành tám nhóm. Mỗi nhóm hiển thị một tiến trình tương tự; Newlands ví những tiến trình này với sự tiến triển của các nốt trong một thang âm. Bảng của Newlands không để lại khoảng trống cho các nguyên tố có thể có trong tương lai và trong một số trường hợp có hai nguyên tố ở cùng vị trí trong cùng một quãng tám. Hiệp hội Hóa học đã từ chối công bố tác phẩm của ông. Chủ tịch của Hiệp hội, William Odling, đã bảo vệ quyết định của Hiệp hội bằng cách nói rằng những chủ đề "lý thuyết" như vậy có thể gây tranh cãi; Thậm chí còn có sự phản đối gay gắt hơn từ bên trong Hiệp hội, cho rằng các nguyên tố cũng có thể được liệt kê theo thứ tự bảng chữ cái.

Năm 1869, nhà hóa học người Nga Dmitri Mendeleev đã sắp xếp 63 nguyên tố theo thứ tự tăng dần khối lượng nguyên tử thành nhiều cột, lưu ý các tính chất hóa học lặp đi lặp lại giữa chúng. Đến lúc này, bảng tuần hoàn hoá học chính thức ra đời, và công lao của Newlands mới được công nhận.

Điểm thú vị là chính bản tuần hoàn của Newlands lặp lại những gì kiến thức cổ xưa đã tuyên thuyết về sự tuần hoàn cân bằng của các nguyên tố, biểu thị dưới dạng 7 hành tinh và điểm nối giữa chúng. Giả kim thuật lập tức được phục hồi dựa trên nguyên lý này, và chính nó trở thành nền tảng để phát triển các hệ giả kim thuật hiện đại.

TRẬT TỰ CÂN BẰNG

Bởi hết thảy đến từ một nguồn cội, nên giữa vạn vật có sự tương quan và hô ứng lẫn nhau. Những ý tưởng sơ khởi liên quan đến trị liệu của con người đều liên quan đến thực vật và khoáng thạch, như câu chuyện Thần Nông lấy thân thử độc ở phương Đông.

Dù là thế giới và con người được kiến tạo từ bốn thành tố hay âm dương ngũ hành thì chính sự cân bằng là yếu tố quan trọng giúp hoạt động của sinh thể ổn định. Nhưng khi sự mất cân bằng diễn ra, người ta bắt đầu tìm cách bổ trợ để cơ thể kích hoạt khả năng tự chữa lành của mình. Các bài thuốc đến từ các loại thảo mộc, khoáng vật xuất hiện để giúp chữa lành thân xác. Nhưng xa hơn, khi tâm hồn khổ đau cũng gây ra vấn đề cho thân xác thì cần phải giải quyết tận gốc rễ của sự mất cân bằng ấy. Chính thế, nên thuyết bộ tám hài hoà tập trung vào việc kết nối tinh thần của con người với các thành tố tự nhiên trong các loại khoáng vật để kích hoạt sự chữa lành tự nhiên. Sự cân bằng phần hồn, giúp phần xác kích hoạt tiềm năng để chữa trị theo cách tái cân bằng của cơ thể.

Nếu như ở trên trình bày quan điểm nòng cốt của thuyết bộ tám hài hoà là sự đồng nhất của vũ trụ, thì ở đây, là sự triển khai ứng dụng cũng như phát triển của thuyết này dựa trên sự tương liên giữa vạn vật mà thông qua đó có thể giúp con người tự cân bằng trong mối liên hệ giữa vạn vật và vũ trụ.

Như trong thuyết bộ tám hài hoà, đá Thạch anh tím hay Amethyst với công thức: SiO_2 = Si + 2.O = 2.Aeon ∩ 3.Jupiter, giải thích công thức như sau: Hành Tinh

Chủ Đạo: Jupiter. Nguyên Tố Chủ Đạo: Earth Element (Nguyên Tố Đất). Chính vì thế, loại đá này mang đến sự cân bằng của yếu tố Mộc tinh, vì vậy có tác dụng hỗ trợ trị liệu cho các bệnh mất cân bằng liên quan đến sự khốn khó (suy dinh dưỡng) và cả giàu có (béo phì), các chứng liên quan đến bụng, gan (rối loạn chức năng). Ngoài ra, các loại đá mang tính chất Mộc tinh có tác động lên vùng bụng, gan, tuyến yên, lớp mỡ quanh eo, đùi. Sự tác động này mang tính chất cân bằng lại các yếu tố đang bị thiếu hoặc chuyển hoá sự dư thừa.

Hay một loại khoáng thạch khác là Adamite, được thuyết bộ tám hài hoà cho rằng có yếu tố Kim tinh vì vậy tác động giúp cân bằng lên vùng thắt lưng, các tĩnh mạch, âm đạo, cổ họng, bả vai và thận, eo. Có tác dụng hỗ trợ trị liệu cân bằng các tổn thương cho các bệnh liên quan đến các bệnh liên quan sản khoa, và sự sinh sản, (sẩy thai, đẻ sớm...) các thương tích liên quan xương sống và hông, liệt nửa người. Hay như Aquamarine nguyên tố chủ đạo là nguyên tố Đất, vì vậy tác động giúp cân bằng và tăng cường lên hệ cơ bắp, búi cơ tay chân, cơ hoành, da răng và các lông tóc bên ngoài. Có tác dụng hỗ trợ trị liệu cho các bệnh liên quan đến các yếu tố tóc, lông và cơ như chứng rụng tóc, đau răng, bị da liễu, hoặc các chứng liên quan đến cơ như chuột rút, teo cơ, phù thủng... Về mặt tinh thần, Aquamarine được cho là trấn giữ vị trí con rồng (Dragons), ở hai vị trí đầu rồng và đuôi rồng, Chiêm tinh gọi là Caput Draconis và Cauda Draconis, tiếng Việt hay dịch là La Hầu và Kế Đô. Chính vì thế, người ta coi nó là đại diện cho tính tốt và xấu trong mỗi con người. Vì vậy, nó thúc đẩy các mối quan hệ về con người và bản chất con người. Thuyết của Dante Alighieri, cho rằng yếu tố này bảo trợ về không gian và thời gian nói chung. Dành cho những người làm trong lĩnh vực liên quan đến các không gian và thời gian như người làm đồng hồ, những người rung chuông, gác cổng, những người canh giờ tàu hỏa,...hoặc những người cảnh báo tư tưởng (gọi là những người tiền vệ - Avantgarde).

TỔNG KẾT

Con người và vũ trụ đồng điệu trong một thể hài hoà, vạn vật khởi phát từ một cội, chính là nền tảng tư tưởng quan trọng của thuyết bộ tám hài hoà. Những phát triển, suy dẫn và ứng dụng của các nhà nghiên cứu Thạch lý trị liệu cũng căn cứ theo mối quan hệ tương liên giữa con người và vạn vật để triển khai. Tất cả các vấn đề mà con người gặp phải như bệnh tật, đau khổ đều do sự mất cân bằng dẫn đến hỗn loạn. Và chỉ có sự cân bằng các nguồn lực thì các vấn đề hỗn loạn sẽ được giải khai.

Chương sáu:

THUYẾT QUANG SẮC CỦA THÔNG THIÊN HỌC

Quang học là một lĩnh vực mà từ xa xưa con người đã rất quan tâm. Ngày nay, các nghiên cứu khoa học mới nhất cho thấy mối liên quan và tác động của ánh sáng đến sức khoẻ con người. Từ đó, các phương pháp trị liệu bằng việc ứng dụng ánh sáng được ra đời. Một trong số những phương pháp ấy chính là thuyết Quang sắc học.

GIỚI THIỆU

Văn minh nhân loại có sự gắn kết mật thiết với ánh sáng và màu sắc. Thuở sơ khai, ánh mặt trời đã kéo con người ra khỏi hang động tăm tối và thôi thúc họ khám phá thế giới quanh mình. Rồi sau đó, khi con người nắm giữ được ánh sáng từ ngọn lửa, cũng là lúc họ bắt đầu khám phá bóng tối và những điều chưa biết. Ánh sáng đi vào những câu chuyện thần thoại trong tâm thức con người, thắp sáng bộ não và trái tim nhân loại. Từ ánh sáng đến màu sắc đã khiến hết thảy sự sống thức dậy, từ cây cối khoáng thạch đều mang trong mình những sắc màu huyền thoại riêng. Ánh sáng đến với nhân loại, sáng bừng lên, rồi được con người nhìn thấy dưới hình dạng phản chiếu của ánh lửa, của các vị thần bước ra từ tâm trí cổ xưa nhất.

Mọi dân tộc đều đón nhận ánh sáng. Theo những tư liệu lịch sử cổ nhất còn được gìn giữ đến ngày nay thì người Ai Cập và Lưỡng Hà là những người đã tìm hiểu và nghiên cứu ánh sáng, nâng nó lên thành một môn học mới là Quang học; với những học thuyết liên quan đến ánh sáng và sự tri nhận thông qua cái nhìn thấy. Từ Optics hay Quang học có xuất phát từ tên gọi cổ trong tiếng Hi Lạp là ὀπτική với ý nghĩa là sự biểu hiện hay nhìn nhận[82]. Thấu kính cổ xưa nhất được con người chế tạo từ các tinh thể mài bóng của đá Thạch Anh, như các thấu kính Layard hay Nimrud có niên đại 700 TCN tại ở Assyria[83].

Các triết gia cổ đại cũng quan tâm đến Quang học, khi đưa ra các lý thuyết sơ khởi về ánh sáng trong sự tương quan với con người. Plato phát thảo ý tưởng về việc con mắt phát ra ánh sáng, từ đó đưa đến cảm nhận thị lực chính bởi ánh sáng từ mắt con người chiếu rọi vào vật thể[84]. Sau Platon vài trăm năm, Euclid tạo ra những cơ sở dầu tiên cho Quang hình học khi liên hệ giữa Quang học và Hình học, ông kế thừa trên cơ sở lý

---

[82] T. F. Hoad (1996). The Concise Oxford Dictionary of English Etymology.
[83] "World's oldest telescope?". BBC News. ngày 1 tháng 7 năm 1999.
[84] T. L. Heath (2003). A manual of greek mathematics. Courier Dover Publications. tr. 181–182.

thuyết phát tia từ mắt của Plato[85]. Ở một góc độ khác, lý thuyết về mắt thu nhận tia sáng cũng được phát triển, các triết gia như Democritus, Epicurus, Aristotle cũng ủng hộ tư tưởng của lý thuyết này, với nội dung thuyết này cho rằng vạn vật phát ra ánh sáng tạo thành những bản sao y hệt chúng gọi là Eidola; nên nhờ vào đó, con người mới có thể nhìn thấy. Những ý tưởng của hai lý thuyết này mang dáng dấp sơ khởi của các lý thuyết hiện đại về thị giác[86].

Trong quá trình tìm hiểu lẫn khám phá về ánh sáng, con người đã phát huy hết tiềm năng của mình với sự tưởng tượng trong hoài nghi, để thực chứng truy cầu tri thức. Một trong những tìm tòi khám phá đặc sắc của con người chính là phương pháp trị liệu bằng ánh sáng mà về sau thường được gọi là Quang sắc học (Chromotherapy). Đây là một trong những phương pháp đã được con người duy trì sử dụng từ thời cổ đại cho đến hiện đại.

THUYẾT QUANG SẮC HỌC

Cùng với sự tôn sùng và khám phá về ánh sáng của con người từ buổi sơ khai nhất, những cư dân cổ đại đã sử dụng ánh sáng như là một thành tố quan trọng trong việc trị liệu. Quang trị liệu (Phototherapy hay Light therapy) được sử dụng rộng rãi ở các nền văn minh cổ đại như Ấn Độ, Trung Hoa cho đến Ai Cập, Hi Lạp. Sử dụng Quang sắc học để trị liệu không phải là một ý

---

[85] William R. Uttal (1983). Visual Form Detection in 3-Dimensional Space. Psychology Press. tr. 25
[86] A History Of The Eye. stanford.edu.

tưởng mới, mà là một ý tưởng rất cổ xưa; nó đã được người Ai Cập cổ sử dụng, thông qua việc sử dụng ánh sáng mặt trời và màu sắc để chữa trị[87]. Theo truyền thuyết của người Ai Cập cổ, chính thần Thoth là vị đã khám phá ra nghệ thuật trị liệu bằng ánh sáng. Các thầy thuốc Ai Cập và Hi Lạp cổ đã sử dụng các loại khoáng chất, đá, tinh thể, muối với các màu sắc đa dạng trong quá trình trị liệu[88].

Trong truyền thống y học cổ Ayurvedic, thầy thuốc Charaka đã đưa ra ý tưởng về việc sử dụng ánh sáng mặt trời như một phương pháp trị liệu nhiều loại bệnh khác nhau vào thế kỷ VI TCN. Người Hi Lạp cổ đại cũng sử dụng ánh sáng để trị liệu theo các trực tiếp như tiếp xúc ánh sáng mặt trời, hay gián tiếp với ý tưởng về việc cân bằng nội tại con người bằng màu sắc thông qua khoáng thạch, dầu, bột trét, thuốc mỡ, nước muối...

Những ý tưởng sử dụng màu sắc như là phương pháp trị liệu tiếp đó được phát triển bởi Avicenna hay còn được biết đến với tên gọi Ibn Sī nā; người được xem là có đóng góp lớn lao cho nền y học nhân loại, và là cha đẻ của dược lý lâm sàng hiện đại[89]. Trong cuốn The Canon of Medicine của ông, đã có nhiều thảo luận về việc sử dụng màu sắc trong chữa trị bệnh tật. Ông nhấn mạnh tầm quan trọng của màu sắc trong chẩn đoán và chữa trị, bởi theo ông: *"Color is an observable symptom of*

---

[87] Colored light therapy: overview of its history, theory, recent developments and clinical applications combined with acupuncture. Cocilovo A Am J Acupunct. 1999; 27(1-2):71-83.
[88] Graham H. Discover Colour therapy. (2004) Ca USA: Ulysses Press; 1998.
[89] Cas Lek Cesk (1980). "The father of medicine, Avicenna, in our science and culture: Abu Ali ibn Sina (980-1037)", Becka J. 119 (1), tr. 17-23.

disease" hay màu sắc là triệu chứng biểu hiện có thể quan sát được của bệnh tật. Từ đó, ông phát triển một bảng tương ứng giữa màu sắc và cơ thể con người để ứng dụng trong việc trị liệu. Theo ông, màu đỏ giúp máu lưu thông tốt hơn trong cơ thể, màu xanh và màu trắng giúp giảm nhiệt độ của máu, màu vàng giúp giảm đau và giảm viêm cơ[90]. Một thời gian dài sau đó, các phương pháp trị liệu mới dần định hình theo những nghiên cứu rời rạc sau Avicenna. Năm 1876, trong cuốn The Influence Of The Blue Ray Of The Sunlight And Of The Blue Color Of The Sky của Augustus Pleasonton đã công bố các phát hiện liên quan đến sự tác động của màu sắc lên thực vật, động vật và con người. Pleasonton nhấn mạnh về tác dụng chữa lành của màu xanh lam lên các trường hợp bị thương hay bỏng, đau nhức[91]. Nghiên cứu của ông đã góp phần thúc đẩy việc quay trở lại nghiên cứu tiềm năng của Quang sắc học đang bị bỏ ngỏ.

Từ những ý tưởng sơ khởi và các ứng dụng cơ bản về trị liệu bằng màu sắc được vô số các nhà nghiên cứu tìm tòi và phát triển. Phải đến năm 1876, Quang sắc học mới được xây dựng một hệ thống lý thuyết toàn diện liên quan đến trị liệu bằng màu sắc bởi Edwin Dwight Babbitt (1828–1905); ông được xem là người khởi xướng và gần như là cha đẻ của Quang sắc học hiện đại. Trong

---

[90] Azeemi, S. T.; Raza, S. M. (2005). "A Critical Analysis of Chromotherapy and Its Scientific Evolution". Evidence-Based Complementary and Alternative Medicine. 2 (4): 481–488.
[91] Pleasanton A. Blue and Sun Light. Philadelphia: Claxton, Reuser & Haffelfinger; 1876.

các tác phẩm của mình như Light and Its Rays as Medicine, The Principles of Light and Color, ông đề xuất ý tưởng về ánh sáng và màu sắc giúp cân bằng năng lượng bên trong cơ thể con người (Colored light can balance "energy" in a human body). Theo ông, màu đỏ tác động đến máu và các dây thần kinh; ở mức độ thấp hơn, còn màu vàng và cam tác động kích thích đến hệ thần kinh, màu xanh lam và tím có tính chất làm dịu giảm đau và chống viêm. Theo đó, ông đề xuất màu đỏ cho các bệnh liên quan đến tê liệt, suy nhược, thấp khớp mãn tính. Còn màu xanh lam cho các bệnh liên quan đến viêm nhiễm, đau thần kinh toạ, viêm màng não, thần kinh không ổn định, nhức đầu. Ông nhấn mạnh về việc giảm tải những tác nhân gây bệnh thông qua việc tác động của ánh sáng màu (*all vital organs have direct connection with the skin through arteries, blood vessels and capillaries, and colour rays can affect the entire blood stream through circulation and elimination of toxins*[92]). Không chỉ phân tích chi tiết về sự hấp thu và phản xạ, truyền dẫn và phân cực của ánh sáng trong tác phẩm của mình, ông còn thiết lập mối quan hệ giữa ánh sáng và khoáng thạch. Bằng cách đó, ông xây dựng phương pháp bổ trợ với khoáng thạch trong quá trình trị liệu bằng ánh sáng màu.

Có thể nói, Quang sắc học đến giai đoạn của Babbitt chính là sự kết tinh của các tư tưởng trước đó và hoàn tất sơ bộ tư tưởng cũng như thực nghiệm cơ bản. Để

---

[92] Babbitt E. Principles of Light and Colour. MT, USA: Kessinger Publishing; 1942.

sau đó, Quang sắc học lại bắt đầu một bước tiến mới liên quan đến năng lượng.

Vào giai đoạn thế kỷ XIX, khoa học đã tập trung nhiều vào lĩnh vực vật chất, và y học cũng nằm trong khuynh hướng đó. Nhưng bước sang giai đoạn thế kỷ XX, trọng tâm nghiên cứu chuyển hướng sang mối quan hệ giữa năng lượng và vật chất.

Các lý thuyết của Newton đã thúc đẩy vật lý cổ điển, cho chúng ta hiểu được vật chất rắn cũng như sự chuyển động của chúng trong trường lực hấp dẫn của trái đất. Đến các lý thuyết của Einstein với phương trình nổi tiếng $E = mc2$ đã mở ra cánh cửa mới cho nhân loại, về mối quan hệ giữa vật chất và năng lượng. Chính vì thế, tốc độ dao động của một chất quyết định mật độ hay dạng vật chất của nó. Một chất dao động chậm hơn ánh sáng được gọi là vật chất, còn những chất dao động bằng hoặc nhanh hơn tốc độ ánh sáng được gọi là vật chất vi tế hay năng lượng ánh sáng thuần tuý. Sự tương tác giữa vật chất và năng lượng tạo nên những màu sắc trong tự nhiên. Trong mối quan tương quan đó, mọi sự sống chìm đắm trong ánh sáng đều chịu sự tác động của ánh sáng một cách tự nhiên[93], đây là ý tưởng mà Azeemi (1999) đã đề xuất trong những nghiên cứu về Quang sắc học của mình. Theo đó, cơ thể con người là sự kết tụ của màu sắc, chính xác hơn là sự kết tụ giữa năng lượng và vật chất. Những nghiên cứu khác nhau càng làm cho chúng ta thấy rõ

---

[93] Azeemi, Khawaja Shamsuddin. Colour Therapy. Karachi: Al-Kitab Publications; 1999

được sự tác động giữa ánh sáng và cơ thể con người, như Takkata (1951) đã phát hiện sự biến đổi tần số tia màu trong khí quyển phát sinh từ vết đen có ảnh hưởng đến sự thay đổi chu kì kinh nguyệt, mà nguyên nhân là các tia màu tác động đến chỉ số kết bông của Albumin trong máu. (Colour Ray Frequency changes in atmosphere arising from the sunspots really affect the flocculation index of human blood albumin resulting in changes of menstrual cycles.) Hay như Ott (1987) đã mô tả và tiếp nối những nghiên cứu của Takkata trong cuốn "Colour and Light: Their Effect on Plants, Animals and People" của ông, Ott nhấn mạnh đến khía cạnh sinh học của cơ thể con người liên quan đến các phương pháp trị liệu Quang sắc học; như ánh sáng với những màu sắc khác nhau có thể ảnh hưởng đến các phản ứng enzym, từ đó vạch ra hướng nghiên cứu mới liên quan giữa Quang sắc học ở mức độ DNA[94].

Nhiều nghiên cứu về Quang sắc học nối tiếp nhau trên nền tảng của năng lượng, một cánh cửa mới dường như đã được Einstein mở ra. Klotsche phân tích các nghiên cứu về trị liệu và ánh sáng trên quan điểm vật chất và năng lượng có thể chuyển đổi cho nhau của Einstein, rằng chỉ cần tìm đúng tần số dao động có lợi của quang phổ ánh sáng nhìn thấy được thì có thể tiến hành chữa trị cho cơ thể con người[95]. Bởi lẽ, theo

---

[94] Ott J. Health and Light: The Effects of Natural and Artificial Light on Man and Other Living Things. Connecticut, USA: Devin-Adair Pub; 1972.
[95] We know that the vibratory rate of a substance determines its density or its forms as matter. When we recognize the vibratory patterns in the universe, i.e. the energy ranges or fields found on the cosmic electromagnetic scale, we will then be able to open the doors to the tremendous healing powers found in the subtle

Hassan (2000) khi các tế bào trong cơ thể rung động và va chạm thì sẽ tạo ra điện tích có dạng dòng điện, mà căn nguyên tạo ra điện tích này chính là sự rung động đầy màu sắc khi các tia sáng vũ trụ nhiều màu sắc tác động lên tế bào não, và những rung động rực rỡ này chính là thứ mà chúng ta thường gọi là suy nghĩ[96].

Một vài nghiên cứu quan trọng tiếp theo có thể kể đến là: thí nghiệm của nhà nghiên cứu Ấn Độ Shah cùng với các nhà khoa học Nga; trong đó, họ đã sử dụng công nghệ Kirlian để chụp lại năng lượng điện từ phát sáng bao quanh con người. Họ đã phát hiện ra các dấu hiệu về bệnh tật xuất hiện sớm trong những thay đổi về ảnh chụp năng lượng điện từ phát sáng, các dấu hiệu xuất hiện sớm từ 6-8 tháng, trước khi cơ thể vật lý của con người có các biểu hiện của loại bệnh ấy[97]. Hay như khám phá về sự thay đổi nội tiết tố và ánh sáng, nghiên cứu của Jacob chỉ ra rằng: những màu sắc ánh

---

energy octaves of the cosmos. The visible light spectrum with its beneficial frequencies for the human body provides the preventing tool for healing. Colour Medicine is truly, the medicine of the future. Klotsche C. Colour Medicine. Arizona: Light Technology Publishing; 1993.

[96] An electric charge is produced due to the influence of the vibrations of cosmic and colourful rays upon the brain cells. This electric charge takes the form of a current emitted where various cells collide with another. This collision results in formation of incalculable colourful vibrations, which can be termed as thought.Hassan M. Chromopathy. Peshawar: Institute of Chromopathy; 2000.

[97] "Incidentally at that time there was a seminar on Aura Photography by GDV Aura Camera inventor Dr. Konstantin Korotkov. Dr. Korotkov invited me to present my work on Gem Stone Therapy in the seminar. Dr. Korotkov also arranged for joint case study on heart patient in Pokrovskaya Hospital in St. Petersburg, Russia. His team took pre and post treatment aura photograph of Russian heart patients. I gave treatment by Gem Stone therapy. 11 out of 13 patient got good results. My treatment lasted for 7 days. Pokrovskaya hospital Dean prepared a report on the project and handed over this report to Indian Ambassador in St. Petersburg, Russia". Shah J. Divine healing.

sáng khác nhau tác động thúc đẩy giải phóng các Hormone khác nhau:

"Light is responsible for turning on the brain and the body. Light enters the body through the eyes and skin. When even a single photon of light enters the eye, it lights up the entire brain. This light triggers the hypothalamus, which regulates all life-sustaining bodily functions, the autonomic nervous system, endocrine system, and the pituitary (the body's master gland). The hypothalamus is also responsible for our body's biological clock. It also sends a message, by way of light, to the pineal organ, which is responsible for releasing one of our most important hormones, melatonin. The release of melatonin is directly related to light, darkness, colors, and the Earth's electromagnetic field. This necessary hormone affects every cell in the body. It turns on each cell's internal activities, allowing them to harmonize with each other and nature. The pineal gland is believed to be responsible for our feeling of oneness with the universe and sets the stage for the relationship between our inner being and the environment. If that relationship is harmonious, we are healthy, happy, and feel a sense of well-being. An imbalance in this relationship makes itself known in the form of disorders or disease in our physical, mental or emotional states. The Pineal is our "light meter", and receives information from the heavens above, to give us that sense of oneness with the universe, and from the Earth's electromagnetic field below to keep us grounded. A perfect balance is necessary to maintain our health and to keep us in harmony with the environment."

Từ những nghiên cứu quan trọng trên, những triển khai ứng dụng trị liệu của Quang sắc học đã được ra đời và phát triển mạnh mẽ trên thế giới.

ỨNG DỤNG QUANG SẮC HỌC

Con người đã sử dụng Quang sắc học từ thuở sơ khai, một cách nguyên thuỷ nhất. Nhưng gần đây, các ứng dụng về tâm lý, trị liệu, thạch lý mới được nghiên cứu và phát triển trên nền tảng tư tưởng hiện đại. Những nghiên cứu của Gerard (1970) đã mở ra hướng nhìn mới với những ứng dụng Quang sắc học ở khía cạnh Tâm lý học màu sắc[98], sau khi nghiên cứu điện não đồ của các đối tượng thực nghiệm ánh sáng màu thì ông nhận thấy rằng các màu sắc tươi sáng ấm áp có tác dụng tích cực trong việc cải thiện các vấn đề ở người mắc trầm cảm hay suy nhược thần kinh. Không chỉ vậy, khi tiếp xúc các màu ấm thì tăng chuyển động hô hấp, tần suất nháy mắt, kích thích vỏ não, kích thích hệ thần kinh tự chủ. Còn các gam màu lạnh lại xoa dịu những đối tượng gặp vấn đề với nóng giận, căng thẳng, lo âu. Các màu lạnh hoạt động như dạng thuốc an thần giúp những người lo lắng thư giãn, giảm huyết áp, giảm co thắt cơ. Từ các nghiên cứu của Schauss[99], người ta đã ứng dụng tâm lý học màu sắc để làm giảm những hành vi hung hăng và bạo lực. Ngày nay, trị liệu bằng ánh sáng được sử dụng rộng rãi. Như chữa trị bệnh vàng da

---

[98] Perry R. Scientific documentation on colour therapy.
[99] Schauss AG. Tranquilizing effect of colour reduces aggressive behaviour and potential violence. *J Orthomol Psych*. 1979;4:218–21.

ở trẻ sơ sinh bằng ánh sáng trắng[100], hay trị liệu các vấn đề trầm cảm theo mùa[101] hay không theo mùa[102] hay các vấn đề như rối loạn lưỡng cực, trầm cảm, trầm cảm sau sinh[103]. Liệu pháp ánh sáng cũng được cải thiện vấn đề rối loạn nhịp độ ngủ hằng ngày mãn tính[104]. Trong thời gian gần đây, kết hợp trị liệu ánh sáng và thạch lý học mà một khuynh hướng nghiên cứu mới mẻ đầy tiềm năng. Được định hình và khai phá bởi Dr Christian Agrapart, phương pháp được ông gọi là Chromatothérapie. Kết hợp các liệu pháp ánh sáng gián tiếp và năng lượng đá để giúp khôi phục sự cân bằng giữa thể chất và tinh thần của con người[105].

Trong thuyết này, chúng ta có ví dụ điển hình của đá Pyrope. Năng Lượng đá Pyrope theo Thuyết Quang sắc: loại đá này có sắc Đỏ Sậm vì vậy nó kích hoạt năng lượng của sự Can Đảm và tinh thần Thử Thách. Loại đá này tăng cường sự tự tin, dũng cảm, quả quyết, tác dụng hỗ trợ niềm tin, đặc biệt dành cho người có tính mềm yếu, hay sợ hãi. Dành cho những người có các ngành nghề liên quan đến sự nguy hiểm như cứu hỏa,

---

[100] Numbers Needed to Treat With Phototherapy According to American Academy of Pediatrics Guidelines (2010).Thomas B. Newman, Michael W. Kuzniewicz, Petra Liljestrand, Soora Wi, Charles McCulloch,and Gabriel J. Escobar.
[101] Seasonal Depression (Seasonal Affective Disorder), By Debra Fulghum Bruce, PhD (2020).
[102] Evolving applications of light therapy, Michael Terman (2007).
[103] Light therapy for non-seasonal depression, A Tuunainen, D F Kripke, T Endo (2004).
[104] Circadian Rhythm Sleep Disorders. Pathophysiology and Potential Approaches to Management,Nava Zisapel (2012).
[105] Guide thérapeutique des couleurs - Manuel pratique de chromatothérapie, médecine énergétique - Principes, techniques et indications (1989). Christian Agrapart

bộ đội, cứu hộ, hoặc những người đi phiêu lưu nhằm tăng khả năng dũng cảm.

Hay Almandine - Ngọc Thạch Lựu Tím. Năng Lượng đá Pyrope theo Thuyết Quang sắc: loại đá này có sắc Tím Sậm liên kết với Trực Giác và Điềm Tĩnh, nên loại đá này tăng cường sự điềm tĩnh, trầm lặng, quán sát trong tâm hồn.Ngoài ra, nó còn có tác dụng minh mẫn tinh thần, tăng cường quan sát và tiếp nhận. Dành cho những người làm trong các các ngành đòi hỏi sự toan tính như kinh doanh, quản trị, buôn bán cổ phiếu hay các nhà kỹ trị.

TỔNG KẾT

Dù còn nhiều tranh luận về khả năng của thuyết Quang sắc học, nhưng khó có ai phủ nhận đây là một trong liệu pháp chữa trị tự nhiên cổ xưa nhất mà con người biết đến. Đặc biệt hơn, phương pháp này vẫn được nhiều nhà khoa học dốc công nghiên cứu với những tư tưởng mới mẻ và đầy thú vị. Quang sắc học mở ra cho chúng ta cánh cửa kết nối năng lượng giữa con người và tự nhiên, để thấy được cây cỏ và khoáng thạch đều có vô vàn tiềm năng giúp cho con người giải quyết các vấn đề tinh thần sức khoẻ trong đời sống hiện đại.

Chương bảy:

THUYẾT VI LƯỢNG CĂN CỦA TAM ĐIỂM HỘI

Từ giai đoạn thế kỷ XVI- XVIII, người ta đã phát hiện các nguyên tố vi lượng có vị trí quan trọng liên đới đến sức khoẻ con người. Từ đó, các nhà nghiên cứu đã nỗ lực phát triển cũng như khai phá những hướng tiếp cận mới liên quan đến vi lượng trong lĩnh vực trị liệu sức khoẻ cho con người. Nổi bật trong các khuynh hướng nghiên cứu ấy có thể kể đến thuyết Vi lượng căn.

GIỚI THIỆU

Từ xa xưa, con người đã tìm kiếm và phát triển nhiều phương pháp trị liệu để kích thích tiềm năng cơ thể con người. Có thể kể đến như Thuỷ liệu pháp, Thảo dược, Châm cứu, Yoga, và Vi lượng đồng căn, Vi lượng căn; các phương pháp thường được sử dụng bổ trợ trong quá trình trị cùng với thuốc để thúc đẩy sự phục hồi của sức khoẻ.

Trong các phương pháp kể trên, Vi lượng đồng căn là một phương pháp đáng chú tâm bởi ý tưởng mà nó đưa ra; cũng như các ý kiến xung quanh phương pháp này. Mặt dù phương pháp này còn mới mẻ ở Việt Nam, nhưng nó đã khá phổ biến ở các nước phương Tây. Báo cáo của WHO năm 2019 cho thấy người dân ở 100 nước trong số 133 nước khảo sát sử dụng phương pháp này[106]; đồng thời, hệ thống y tế của các nước như Ấn Độ, Mexico, Pakistan, Sri Lanka và Vương quốc Anh

---

[106] "WHO global report on traditional and complementary medicine 2019" (PDF). WHO. June 4, 2019.

(2001)[107]. Chính sự phổ biến này, nên thị trường và tiềm năng của các chế phẩm hỗ trợ dạng Đồng căn vi lượng rất rộng lớn. Theo nghiên cứu, thị trường chế phẩm Đồng căn vi lượng ở Đức vào năm 2014 là 650 triệu Euro với 60% người dân Đức cho biết đã sử dụng các chế phẩm hỗ trợ dạng Vi lượng đồng căn[108], còn ở Pháp là hơn 408 triệu USD[109], tại Hoa Kì là hơn 3 tỷ USD mỗi năm[110]. Mặc dù phương pháp này đã được biết đến rộng rãi, nhưng kỹ thuật chế xuất thành phẩm vẫn là một vấn đề cần được quan tâm.

THUYẾT VI LƯỢNG CĂN

Thuyết vi lượng căn (Oligotherapy) có nền tảng phát triển trên thuyết Đồng căn vi lượng (Homeopathy/homeopathic medicine) được đề xuất bởi Samuel Hahnemann (1755-1843). Từ Homeopathy được ghép từ tiếng Hy Lạp là: ὅμοι ος hómoios có nghĩa "tương tự" và πάθος páthos, "sự đau đớn"[111]. Nguyên tắc cơ bản của phương pháp này là Similia similibus curentur, mà cụ thể là: quy luật của những mối tương đồng (law of

---

[107] Legal Status of Traditional Medicine and Complementary/Alternative Medicine: A Worldwide Review" (PDF). World Health Organization. 2001.
[108] "In Germany, a Heated Debate Over Homeopathy". Undark Magazine. March 16, 2020.
[109] "Safety issues in the preparation of homeopathic medicines". World Health Organization.
[110] "Safety issues in the preparation of homeopathic medicines". World Health Organization.
[111] Oxford English Dictionary: Homeopathy: coined in German from Greek hómoios- ὅμοιος- "like-" + páthos πάθος "suffering"

similars) nghĩa là "hãy để cho những thứ giống nhau chữa cho nhau" (let like be cured by like)[112]. Cách thức điều chế của phương pháp này chính là pha loãng các chất từ cây cỏ, khoáng thạch để tạo ra những triệu chứng ở người khoẻ mạnh, từ đó chữa trị cho người bệnh có các triệu chứng tương tự. Ý tưởng sử dụng những chất gây triệu chứng bệnh để kích thích sự tự chữa lành của cơ thể con người khá tương đồng với ý tưởng của y học hiện đại như Vacxin hay Huyết thanh kháng nọc rắn; với lượng lớn có độc gây ra vấn đề sức khoẻ cho con người, được làm yếu và pha loãng rồi nuôi cấy qua vật trung gian rồi lại được sử dụng cho người bệnh mang lại hiệu quả khả quan.

Ý tưởng về thuyết Đồng căn vi lượng được ông khám phá trong khi đang dịch tài liệu y văn của tác giả Cullen, Hahnemann đọc được cách sử dụng thảo dược như cây canh-ki-na (Cinchona) trong điều trị bệnh sốt rét. Hiệu quả của thảo dược tạo nên cũng tương tự như triệu chứng bệnh sốt rét sản được Hahnemann chú ý đến. Ông dùng liều lớn canh-ki-na và gây ra những triệu chứng tương tự như bệnh sốt rét. Nhận thấy các loại thảo dược có thể tạo ra những triệu chứng bệnh

---

[112] Hahnemann, Samuel (1833). The homœopathic medical doctrine, or "Organon of the healing art". Dublin: W. F. Wakeman. pp. iii, 48–49. Observation, reflection, and experience have unfolded to me that the best and true method of cure is founded on the principle, similia similibus curentur. To cure in a mild, prompt, safe, and durable manner, it is necessary to choose in each case a medicine that will excite an affection similar (ὅμοιος πάθος) to that against which it is employed. Translator: Charles H. Devrient, Esq.

tương tự ở người khoẻ mạnh, nên ông giả thuyết rằng chúng có thể chữa khỏi cho người bệnh[113].

Công trình của Hahnemnan được giới thiệu lần đầu trong một cuốn sách tựa đề 'Organon of the Medical Art"[114]. Theo đó, với Vi lượng căn thì cà phê có thể dùng để chữa sự tác hại của sự lạm dụng cà phê. Tương tự là ví dụ về nọc của ong, được sử dụng như một loại thuốc từ ong. Liệu pháp từ ong theo Apis mellifica, không chỉ áp dụng cho các trường hợp bị ong đốt, cũng được sử dụng trong các ngành bệnh học khác để chữa tình trạng sưng như bị ong đốt.

Trên nền tảng ý tưởng của Samuel Hahnemann, người ta tiếp tục nghiên cứu các vấn đề liên quan đến vi lượng và cơ thể con người. Năm 1895, nhà nghiên cứu Gabriel Bertrand ở Pháp; đã nhận thấy mối tương quan mật thiết giữa các thành phần vi lượng và sức khoẻ con người. Như thiếu Canxi hay Đồng dẫn đến Viêm khớp và Thiếu máu, còn thiếu Sắt hay Mangan dẫn đến Tiểu đường hoặc Hạ đường huyết. Năm 1900, Tiến sĩ J Sutter (Pháp)[115] đã điều chế thành công loại thuốc chứa liều lượng nhỏ Mangan và Đồng, mang lại hiệu quả đáng kể trong quá trình chữa trị bệnh Viêm khớp và Lao.

Năm 1946, Tiến sĩ Menetrier tiếp tục các nghiên cứu về vi lượng căn ; ông nhận thấy việc thiếu hụt các

---

[113] Robert W. Ullman; Judyth Reichenberg-Ullman (October 1, 1994). The patient's guide to homeopathic medicine. Picnic Point Press.
[114] "History of Homeopathy". Creighton University Department of Pharmacology. July 2007
[115] Học trò của Brown Sequard; cha đẻ ngành Nội tiết (the father of endocrinology).

nguyên tố vi lượng đơn chất hay đa chất dẫn đến các tình trạng bệnh khác nhau như: Thiếu Mangan dẫn đến bệnh khớp và dị ứng, thiếu đồng thời Mangan lẫn Cobalt dẫn đến bệnh Loạn trương lực cơ (Dystonic), thiếu Đồng và Kẽm dẫn đến các vấn đề tuyến Giáp như suy giáp/ cường giáp hay các vấn đề tim mạch có nguy cơ chuyển biến thành bệnh, xơ cứng động mạch, hạ đường huyết, tiểu đường...Sau đó, Tiến sĩ Picard đã tiến hành thử nghiệm lâm sàng liệu pháp sử dụng nguyên tố vi lượng để thúc đẩy quá trình chữa trị liên quan đến bệnh khớp. Trong giai đoạn 1958-1978, ông đã điều trị cho hơn 50.000 bệnh nhân theo liệu pháp này.

ỨNG DỤNG THUYẾT VI LƯỢNG CĂN

Từ thế kỷ XVI, Paracelsus - cha đẻ của Y học hiện đại, đã đi tiên phong trong việc "con người cần có sự cân bằng các khoáng chất trong cơ thể để duy trì sức khoẻ tối ưu".

Thông qua các phương pháp như tiếp xúc, hấp thu qua đường tiêu hoá, các nguyên tố vi lượng được bổ sung vào cơ thể con người. Chính vì thế, các tinh thể đá là đóng vai trò không thể thiếu trong các liệu pháp của Vi lượng căn. Các tinh thể đá sẽ có tác động tích cực đến bộ phận và nội quan trên cơ thể người. Thí dụ, Hematite là một dạng khoáng vật của ôxít sắt (III) (Fe2O3). Hematite kết tinh theo hệ tinh thể ba phương, và nó có cùng cấu trúc tinh thể với Ilmenit và Corundum. Hematite và Ilmenite hình thành trong dung dịch rắn hoàn toàn ở nhiệt độ trên 950 °C. Hematite là khoáng vật có màu đen đến xám thép hoặc xám bạc, nâu đến nâu đỏ, hoặc đỏ.

Theo đó, Thuyết vi lượng căn (Oligotherapy) cho rằng loại đá này tác động tích cực cho sức khỏe do nguyên tố Oxygen (O) có số nguyên tử là 8, chiếm tỉ trọng trong cơ thể người là 0.65. Thành phần của nguyên tố này trong cơ thể trung bình là 43kg chiếm tỷ lệ là 24%. Tác động đến sức khỏe và sự sống của hầu hết các loài động thực vật trên thế giới. Nguyên tố Iron (Fe) chỉ số nguyên tử là 26, trong cơ thể người đạt tỉ trọng là $60*10^{-4}$, khối lượng trung bình 0.0042kg chiếm tỷ lệ 0.00067%. Tác động vừa tích cực cho sức khỏe do sắt là nguyên tố chủ đạo trong máu (Hemoglobin, Cytochromes) và vài loại hóc-môn trong cơ thể. Tác dụng lên hệ tuần hoàn, máu huyết. Được coi là có tác dụng tốt trong việc cầm máu, chữa các chứng xuất huyết, và các chứng liên quan đến máu.

Một trường hợp khác, thành phần hóa học của Aventurine là SiO_2, một biến thể của thạch anh. Độ cứng khoảng 6 đến 6,5; tỉ trọng 2.65. Ngoài màu xanh, Ngọc Đông Linh còn có màu đỏ, cam, hay xanh nhẹ, do thành phần Hematite và Goethite gây ra. Ngoài ra, ngọc còn có hiệu ứng lấp lánh đặc trưng do mica fushite tạo thành. Trong thành phần của Ngọc Đông Linh (Aventurine) ngoài thành phần chính Thuyết Vi lượng căn cho rằng thành phần Silic trong thạch anh có tác dụng trị liệu. Trong cơ thể con người, silic chiếm chỉ số năng lượng (MASS) là 0,0023, vì vậy nó tác động tích cực cho sức khỏe, mặc dù, tác dụng không rõ ràng ở chứng bệnh hay vị trí nào của cơ thể. Nguyên tố Oxygen (O) có số nguyên tử là 8, chiếm tỉ trọng trong cơ thể người là 0.65. Thành phần của nguyên tố này trong cơ thể trung bình là 43kg chiếm tỷ lệ là 24%. Tác động đến sức khỏe và sự sống của hầu hết các loài động thực vật trên thế giới.

Cốt lõi nền tảng tương quan này nằm trong chủ thuyết về "Vũ trụ đồng nhất, Vạn vật tương liên". Như vậy, Thuyết Vi lượng căn nhấn mạnh đến sự tự đồng nhất và tự điều chỉnh của cơ thể người. Như quá trình hoạt động của cơ thể với Vaxcin, nguồn nội lực của cơ thể được kích hoạt để chống lại những tác tiêu cực bên ngoài. Thuyết Vi lượng căn phát triển ở khía cạnh cung cấp những nguyên tố vi lượng mà cơ thể cần hay đang thiếu, từ đó thúc đẩy sức sống nội tại, cân bằng lại năng lượng tinh thần cho con người.

Bên cạnh đó, các tinh thể đá đóng một vai trò quan trọng giúp cho việc điều trị và ngăn ngừa các bệnh lý theo Thuyết Vi lượng căn trở nên hiệu quả nếu sử dụng đúng phương pháp, đóng vai trò tích cực trong việc nâng cao chất lượng cuộc sống của chúng ta.

TỔNG KẾT

Có thể thấy, các nguyên tố vi lượng đóng vai trò quan trọng trong cuộc sống con người. Việc thiếu hoặc thừa đều dẫn đến các vấn đề rối loạn trong cơ thể, thậm chí là bệnh tật. Thông qua các dược phẩm bổ sung nguyên tố vi lượng trực tiếp hay bổ sung gián tiếp bằng Vi lượng căn trong thời gian dài, thì cơ thể con người có thể tự chủ cân bằng lại sức khoẻ, đồng thời tăng khả năng chống chịu bệnh tật.

Hiện nay, lĩnh vực Vi lượng căn vẫn còn rất mới mẻ và đầy tiềm năng ở Việt Nam. Hứa hẹn nhiều cơ hội phát triển trong tương lai.

LỜI DẪN NHẬP

Từ xa xưa, con người đã biết đến và nâng niu những viên đá quý, bán quý, xem chúng như những báu vật. Những tinh thể đá không chỉ hấp dẫn bởi vẻ đẹp và màu sắc của chúng mà còn vì người xưa tin rằng đá tỏa ra năng lượng đặc biệt có thể giúp chữa lành một số căn bệnh cả về thể xác lẫn tinh thần. Phương pháp sử dụng tinh thể đá để chữa bệnh được gọi là Thạch Trị Liệu Pháp (Lithotherapy). Trong thời đại công nghệ tiến bộ với tốc độ lớn như hiện nay, chúng ta có thể vẫn còn hoài nghi và khó hiểu việc một vài viên đá nào đó lại có thể tác động tốt hoặc chữa lành bệnh cho người sử dụng chúng đúng cách.

Dù Thạch Trị Liệu Pháp vẫn còn tồn nghi cần được nghiên cứu và chứng minh một cách thuyết phục, khó ai có thể phủ nhận được rằng các loại đá có đặc tính độc đáo riêng của chúng. Mỗi loại đá do độ tinh thuần của tinh thể đá sẽ có cách thức hấp thụ, phản xạ riêng với ánh sáng. Mỗi loại có thành phần khoáng chất, hóa chất cụ thể khiến chúng có thể dẫn nhiệt, dẫn điện hoặc phát ra phóng xạ với các mức độ khác nhau. Đá tự nhiên được hình thành do nhiều biến đổi địa chất cần khoảng thời gian hàng nghìn, hàng vạn hoặc hàng triệu năm và thời gian hình thành đó đóng vai trò rất lớn trong việc sử dụng chúng trong trị liệu. Vật chất có tần số rung động riêng. Đá và con người cũng không là ngoại lệ. Chính vì vậy, khi ở gần hoặc tiếp xúc với đá theo những cách thức đặc biệt được tính toán có chủ đích, tần số rung động và năng lượng cơ thể con người chắc chắn sẽ thay đổi. Sự thay đổi đó chính là tác nhân chữa lành mà Thạch Trị Liệu Pháp đề xướng.

Nhân loại thế kỷ 21 chứng kiến nhiều phát triển, thành tựu lớn về mọi mặt trong đó có y học. Trong lĩnh vực nghiên cứu bệnh lý học và điều trị, nhiều phương pháp trị liệu và thuốc đặc trị đã liên tục ra đời, giúp con người sống khỏe, có chất lượng cuộc sống cao hơn xưa rất nhiều ngay cả khi họ không may mắc phải những căn bệnh nan y. Tuy nhiên, điều đáng ngạc nhiên và cần ghi nhận là tốc độ phát triển ấy đã không xóa bỏ hoàn toàn những phương pháp trị liệu cổ xưa trong dân gian từng có thời bị xếp vào loại mê tín. Hơn bao giờ hết, lĩnh vực nghiên cứu và thực hành liệu pháp thay thế (alternative medicine) được công nghệ giúp sức đã có những tiến bộ lớn, dần từng bước được phổ biến. Ước mong tập giáo trình Thạch Trị Liệu Pháp cơ bản này sẽ giúp cho Quý học viên có được những kiến thức quan trọng đầu tiên, hướng đến việc phương pháp trị liệu cổ xưa này được phát huy tốt, góp thêm một liệu pháp hiệu quả cho y học chữa lành, nâng cao chất lượng sống.

Thảo Am, ngày mưa tháng 9
Nguyễn Anh Phong

TÀI LIỆU THAM KHẢO

1. "WHO global report on traditional and complementary medicine 2019" (PDF). WHO. June 4, 2019.
2. Legal Status of Traditional Medicine and Complementary/Alternative Medicine: A Worldwide Review" (PDF). World Health Organization. 2001.
3. "In Germany, a Heated Debate Over Homeopathy". Undark Magazine. March 16, 2020.
4. "Safety issues in the preparation of homeopathic medicines". World Health Organization.
5. Oxford English Dictionary
6. Hahnemann, Samuel (1833). The homœopathic medical doctrine, or "Organon of the healing art". Dublin: W. F. Wakeman.
7. Robert W. Ullman; Judyth Reichenberg-Ullman (October 1, 1994). The patient's guide to homeopathic medicine. Picnic Point Press.
8. "History of Homeopathy". Creighton University Department of Pharmacology. July 2007
9. Moore, John S. "Aleister Crowley as Guru", 2016-02-05 at the Wayback Machine, Chaos International, Issue No. 17.
10. Crowley, Aleister.Aleister Crowley, Liber XIII vel Graduum Montis Abiegni: A Syllabus of the Steps Upon the Path, Hermetic website, retrieved July 7, 2006.
11. Urban, Hugh B. (2012). "The Occult Roots of Scientology?: L. Ron Hubbard, Aleister Crowley, and the Origins of a Controversial New Religion". Nova Religio: The Journal of Alternative and Emergent Religions.
12. Booth, Martin (2000). A Magick Life: The Biography of Aleister Crowley. London: Coronet Books. ISBN 978-0-340-71806-3.
13. Djurdjevic, Gordan (2014). India and the Occult: The Influence of South Asian Spirituality on Modern Western Occultism. New York City: Palgrave Macmillan. ISBN 978-1-137-40498-5. OCLC 59483726.

14. Kaczynski, Richard (2010). Perdurabo: The Life of Aleister Crowley (1st ed.). Berkeley, California: North Atlantic Books. ISBN 978-0-312-25243-4.
15. DuQuette, Lon Milo (2003). The Magick of Aleister Crowley: A Handbook of Rituals of Thelema. San Francisco: Weiser. ISBN 978-1-57863-299-2.
16. Orpheus, Rodney. Abrahadabra: Understanding Aleister Crowley's Thelemic Magick, pp. 33–44. Weiser, 2005. ISBN 1-57863-326-5
17. Urban, Hugh. Magia Sexualis: Sex, Magic, and Liberation in Modern Western Esotericism. University of California Press, 2006. ISBN 0-520-24776-0
18. Kabbalah: A Very Short Introduction, Joseph Dan, Oxford.
19. York, The Magicians of the Golden Dawn, (1972) p. ix.
20. Crowley, Aleister. The Equinox of the Gods. New Falcon Publications, 1991. ISBN 978-1-56184-028-1.
21. Helena & Tau Apiryon. (1998) The Creed of the Gnostic Catholic Church: an Examination.
22. Crowley, Aleister. (1979). The Confessions of Aleister Crowley. London;Boston : Routledge & Kegan Paul.
23. Crowley, Aleister. (1981). The Book of Thoth. New York, S. Weiser.
24. Cordovero, Rabbi Moshe (1993). תומר דבורה [The Palm Tree of Devorah]. Targum. p. 84. ISBN 9781568710273.
25. Kaplan, Rabbi Aryeh (1990). Sutton, Abraham (ed.). Inner Space. Brooklyn, NY: Moznaim. p. 254. ISBN 0-940118-56-4.
26. Bahir, translated by Aryeh Kaplan (1995). Aronson. (ISBN 1-56821-383-2)
27. Regardie, Israel. (1994). A Garden of Pomegranates. Saint Paul, Minn., Llewellyn Publications
28. Fortune, Dion (1935). The Mystical Qabalah (1984 American paperback ed.). York Bach, Maine: Samuel Weiser, Inc. p. 1. ISBN 0-87728-596-9.
29. Campion, Nicholas (1982). An Introduction to the History of Astrology. ISCWA.

30. nes, H. (2018). "The Origin of the 28 Naksatras in Early Indian Astronomy and Astrology". Indian Journal of History of Science.
31. Philip Yampolsky, 'The origin of the Twenty-eight Lunar Mansions', Osiris, IX (1950).
32. Burnet, John (1930) [1892]. Early Greek Philosophy. London: A. & C. Black, Ltd.
33. Campion, Nicholas. The History of Western Astrology, 2009.
34. Halliwell, S. (2007). "The Life-and-Death Journey of the Soul: Interpreting the Myth of Er". In Ferrari, G. R. F. (ed.). The Cambridge Companion to Plato's Republic. Cambridge: Cambridge University Press.
35. Robbins, Ptolemy Tetrabiblos, 'Introduction'
36. Hetherington, Norriss S. Encyclopedia of Cosmology (Routledge Revivals): Historical, Philosophical, and Scientific Foundations of Modern Cosmology Routledge, 8 apr. 2014 ISBN 978-1-317-67766-6
37. Geneva, Anne (1995). Astrology and the Seventeenth Century Mind: William Lilly and the Language of the Stars. Manchester University Press.
38. Melton, Gordon J. (Sr. ed.) (1990). "Theosophical Society". New Age Encyclopedia. Farmington Hills, Michigan: Gale Research.
39. Gavin Kent McClung (June 2000). "What Makes A True Astrologer?". Dell Horoscope.
40. Perry, Glen, Dr. What is Psychological Astrology? 2016.
41. SAUNIER, Marc. La Légende des symboles, philosophiques, religieux et maçonniques, Paris, 1911.
42. MERTENS STIENON, M. L'Occultisme du zodiaque. Paris, 1939
43. Kunz, George F. (1913). The curious lore of precious stones. Lippincott
44. Gleadow, Rupert (2001). The Origin of the Zodiac. Dover Publications.
45. Johari, Harish (1986). The Healing Power of Gemstones: In Tantra, Ayurveda, and Astrology. Destiny Books.

46. Knuth, Bruce G. (2007). Gems in Myth, Legend and Lore (Revised edition). Parachute: Jewelers Press.
47. Grande, Lance; Augustyn, Allison (2009). Gems and Gemstones: Timeless Natural Beauty of the Mineral World. University of Chicago Press.
48. Osborne, Harold, ed. (1985). The Oxford Companion to the Decorative Arts. Oxford University Press.
49. T. F. Hoad (1996). The Concise Oxford Dictionary of English Etymology.
50. "World's oldest telescope?". BBC News. ngày 1 tháng 7 năm 1999.
51. T. L. Heath (2003). A manual of greek mathematics. Courier Dover Publications
52. William R. Uttal (1983). Visual Form Detection in 3-Dimensional Space. Psychology Press
53. A History Of The Eye. stanford.edu.
54. Colored light therapy: overview of its history, theory, recent developments and clinical applications combined with acupuncture. Cocilovo A Am J Acupunct. 1999
55. Graham H. Discover Colour therapy. (2004) Ca USA: Ulysses Press
56. Cas Lek Cesk (1980). "The father of medicine, Avicenna, in our science and culture: Abu Ali ibn Sina (980-1037)", Becka J.
57. Azeemi, S. T.; Raza, S. M. (2005). "A Critical Analysis of Chromotherapy and Its Scientific Evolution". Evidence-Based Complementary and Alternative Medicine.
58. Pleasanton A. Blue and Sun Light. Philadelphia: Claxton, Reuser & Haffelfinger; 1876.
59. Babbitt E. Principles of Light and Colour. MT, USA: Kessinger Publishing; 1942.
60. Azeemi, Khawaja Shamsuddin. Colour Therapy. Karachi: Al-Kitab Publications; 1999
61. Ott J. Health and Light: The Effects of Natural and Artificial Light on Man and Other Living Things. Connecticut, USA: Devin-Adair Pub; 1972.
62. Hassan M. Chromopathy. Peshawar: Institute of Chromopathy; 2000.

63. Perry R. Scientific documentation on colour therapy.
64. Schauss AG. Tranquilizing effect of colour reduces aggressive behaviour and potential violence. J Orthomol Psych. 1979
65. Numbers Needed to Treat With Phototherapy According to American Academy of Pediatrics Guidelines (2010).Thomas B. Newman, Michael W. Kuzniewicz, Petra Liljestrand, Soora Wi, Charles McCulloch,and Gabriel J. Escobar.
66. Seasonal Depression (Seasonal Affective Disorder), By Debra Fulghum Bruce, PhD (2020).
67. Evolving applications of light therapy, Michael Terman (2007).
68. Light therapy for non-seasonal depression, A Tuunainen, D F Kripke, T Endo (2004).
69. Circadian Rhythm Sleep Disorders. Pathophysiology and Potential Approaches to Management,Nava Zisapel (2012).
70. Guide thérapeutique des couleurs - Manuel pratique de chromatothérapie, médecine énergétique - Principes, techniques et indications (1989). Christian Agrapart
71. Chakra: Religion, Encyclopaedia Britannica
72. Lochtefeld, James G. (2002). The Illustrated Encyclopedia of Hinduism: A-M. Rosen Publishing Group. ISBN 978-0-8239-3179-8.
73. Sharma, Arvind (2006). A Primal Perspective on the Philosophy of Religion. Springer Verlag. ISBN 978-1-4020-5014-5.
74. Trish O'Sullivan (2010), Chakras. In: D.A. Leeming, K. Madden, S. Marlan (eds.), Encyclopedia of Psychology and Religion, Springer Science + Business Media.
75. The Upanishad Volume 1 (1959), Bonanza Books, New York.
76. Doãn Chính (2017), Veda-Upanishad Những bộ kinh triết lý tôn giáo cổ Ấn Độ, Nhà xuất bản Chính trị Quốc gia Sự thật, Hà Nội.
77. Samuel, Geoffrey; Johnston, Jay (2013). Religion and the Subtle Body in Asia and the West: Between Mind and Body. Routledge. ISBN 978-1-136-76640-4.
78. Adalbert Schneider, A Brief History of the Chakras in Human Body, Herdecke University, Germany, 2019.

79. Y. Zhou and N. C. Danbolt, Glutamate as a neurotransmitter in the healthy brain, 2014
80. Powers ME, Yarrow JF, McCoy SC, Borst SE (2008). "Growth hormone isoform responses to GABA ingestion at rest and after exercise". Medicine and Science in Sports and Exercise.
81. Bailey, Alice A. Esoteric Healing, Lucis Trust,1953.
82. C.W. Leadbeater, The Chakras (1927), published by the Theosophical Publishing House, Wheaton, Illinois, USA.
83. Gary Cox, Thuật ngữ Jean-Paul Sartre, Đinh Hồng Phúc dịch.
84. Le Symbolisme des Nombres, p. 12. Imitation de Jésus-Christ, I- 3
85. Chandogya Upanishad, quyển VI, 1:12-13
86. Henri Durville, *La Science secrète*, p. 261

www.ingramcontent.com/pod-product-compliance
Lightning Source LLC
LaVergne TN
LVHW041704060526
838201LV00043B/572